大健康IP
实战教程 案例版

姚魁　肖砾　崔伟◎主编

U0285876

清华大学出版社
北京

本书封面贴有清华大学出版社防伪标签，无标签者不得销售。

版权所有，侵权必究。举报：010-62782989，beiqinquan@tup.tsinghua.edu.cn。

图书在版编目（CIP）数据

大健康 IP 实战教程：案例版 / 姚魁，肖砾，崔伟主编 . —北京： 清华大学出版社，2023.7
（2023. 10重印）

ISBN 978-7-302-64138-4

Ⅰ . ①大… Ⅱ . ①姚… ②肖… ③崔… Ⅲ . ①医疗保健事业—网络营销—教材 Ⅳ. ① R199.2
② F713.365.2

中国国家版本馆 CIP 数据核字（2023）第 135214 号

责任编辑：辛瑞瑞　孙　宇
封面设计：吴　晋　胡　傲
责任校对：李建庄
责任印制：杨　艳

出版发行：清华大学出版社
　　　　　网　　　址：http://www.tup.com.cn，http://www.wqbook.com
　　　　　地　　　址：北京清华大学学研大厦 A 座　邮　　　编：100084
　　　　　社 总 机：010-83470000　　　　　　　邮　　　购：010-62786544
　　　　　投稿与读者服务：010-62776969，c-service@tup.tsinghua.edu.cn
　　　　　质量反馈：010-62772015，zhiliang@tup.tsinghua.edu.cn
印 装 者：三河市君旺印务有限公司
经　　　销：全国新华书店
开　　　本：165mm×235mm　　　印　张：10.25　　　字　数：137 千字
版　　　次：2023 年 8 月第 1 版　　　　　印　次：2023 年10月第 2 次印刷
定　　　价：88.00 元

产品编号：101129-01

编 委 会

总策划

孔灵芝　中国健康促进与教育协会常务副会长兼秘书长

傅　泉　中国健康促进与教育协会健康传播分会副主任委员、南方健康创始人

主　编

姚　魁　科学传播研究馆员、中国营养学会副秘书长、中国健康促进与教育协会健康传播分会副主任委员

肖　砾　中国健康教育中心研究员、中国健康促进与教育协会健康传播分会主任委员

崔　伟　中国健康促进与教育协会健康传播分会副秘书长、中华预防医学会健康传播分会秘书处负责人

副主编（排名不分先后）

龙　珑　贾开祥　吕文宝　白　岩

编　委（排名不分先后）

杨秋兰　史冬青　李天舒　谭　嘉　高　巍　杨凛飞

荆伟龙　郑　源　王建坡　宁　艳　王成风　董璞玉

刘占峰　刘　彤　姚滢秋　虞培丽　宋兵兵　向青平

王　娜　王　琳　茆京来　茅淑怡　王思悦　徐　倩

序　言

　　人民健康是民族昌盛和国家富强的重要基础，党和国家高度重视人民健康。《中华人民共和国基本医疗卫生与健康促进法》从法律层面提出建立健康教育制度、建立健康信息发布制度、健康教育纳入国民教育体系。《"健康中国 2030"规划纲要》将"提升全民健康素养水平"作为重要指标，强调普及健康生活知识、加强健康教育。《健康中国行动（2019—2030 年）》将"普及健康知识"作为健康中国行动的基本路径，将"健康知识普及行动"列为 15 项重大行动之一，并将健康科普工作内容贯穿于所有行动任务之中。

　　如何将健康领域的基本理念和知识、健康的生活方式与行为、健康技能和有关政策法规，以公众易于理解、接受、参与的方式呈现好、传播好，关系着健康中国行动实施的进展和成效。随着社会的发展，信息传播渠道和载体日益丰富，互联网、人工智能、大数据等新一代信息技术正深度融入健康领域，社交媒体去中心化的特征释放了健康信息传播主体的自由和热情，共同编制了更加多元的健康话语网络。健康传播"大V"成为传播场域的有生力量，推动健康科普的智能化、个性化、便捷化，极大激发了全社会的健康科普潜能。同时，社交媒体的海量健康信息也在挑战普通公众的辨识能力，鱼龙混杂的健康信息存在误导受众的风险，特别是某些以攫取流量谋求变现的传播行为亟待治理。

　　在健康科普实践的推动下，越来越多的大健康 IP 涌现出来，如何发掘既具备科学素养又具备科普技能的 IP 的成功内核，探索如何在社交媒体时代打造健康科普品牌，是一件非常有价值、有意义的事。基于此，"中国健康促进与教育协会"牵手专注于健康新媒体运营的"南方健康"策划了《大健康 IP 实战教程（案例版）》。本书遵循权威性、典型性和实用性的原则，介绍了大健康领域 12 个 IP 的成长轨迹，以及 IP 打造相关的理念、方法和技巧。可以说，每一个大健康 IP 成功的背后，都有一些看得懂、学得会、用得着的经验分享。无论是个体还是机构 IP 的树立，都需要精准定位、深耕内容质量以及长期不懈的努力。

我们由衷希望本书能为全国卫生健康机构和广大健康科普工作者提供实用的健康传播理念和技能，也期待书中 IP 实战所承载的对健康科普的创作激情和价值追求可以感染更多人、影响更多人，助推更多人走上新时代健康科普的"康庄大道"，秉承对科学的敬畏之心和对科普事业的志愿精神，孜孜以求，发挥专业所学之长，提升全民健康素养，共建、共享健康中国！

编委会

2023 年 7 月

前　言

本书初稿完成于 2023 年 5 月，正值初夏，梨花淡白柳深青，但是"风景千般好，唯有飞絮恼"。作为一名健康传播者，在组织编写《大健康 IP 实战教程（案例版）》的过程中，我感觉用"初夏"时节来形容当前的"健康传播"形势倒也十分贴切。一方面，人们对健康的需求与日俱增，大健康事业方兴未艾，健康传播工具和传播渠道不断拓展，健康新媒体呈现繁荣发展态势；另一方面，正如初夏之际初长成的青涩果实，新媒体上的健康信息良莠不齐，我们既应看到许多机构和个人借助新媒体打造健康 IP 的成功案例，也应注意到很多劣质甚至虚假的健康科普信息充斥互联网空间。

在新媒体时代，如何避免"劣币驱逐良币"的现象发生，鼓励和指导更多的健康专业人员投身于健康内容创作和传播工作，是当前十分重要的一个议题，也是我们编写《大健康 IP 实战教程（案例版）》的初衷。在"中国健康促进与教育协会"和"南方健康"的指导和支持下，我们梳理总结了健康传播新机遇、新挑战、新任务，推出了 12 个机构和个人的健康 IP 典型案例，并在此基础上以抖音短视频为例讲解了打造大健康 IP 的运作规律，提出了新形势下打造大健康 IP 的解决方案。

本书共分为五章。第一章"审时度势，拥抱 IP"，主要由姚魁、肖砾、龙珑执笔；第二章"打造大健康 IP——个人篇"主要根据知名大健康 IP 创作者张思莱、范志红、高巍、顾中一、陈志成的健康传播成长经历和感悟来撰写，姚魁负责统稿并完成"对话"环节内容的采写；

第三章"打造大健康 IP——机构篇"由案例中涉及的七个机构的相关负责人撰稿，由崔伟、姚魁、肖砾负责统稿；第四章"短视频时代：从零到百万粉丝的必由之路"，主要由龙珑、姚魁、贾开祥、白岩负责撰稿；第五章"IP 带来的价值"，由龙珑、吕文宝负责撰稿。

在此，我们特别感谢"中国健康促进与教育协会"常务副会长、秘书长孔灵芝女士，"南方健康"创始人傅泉先生对本书编写工作给予的支持和指导，感谢清华大学出版社医学分社编辑们的辛勤奉献，还有很多专家学者和朋友们参与本书的编写、审稿工作，不再一一列举，在此一并表达由衷的谢意。

健康传播是一条漫长而艰辛的道路，众多志同道合者仍前行在路上。我们真诚地希望本书可以为广大健康传播工作者提供一些参考和帮助，让更多人在打造健康 IP 的道路上少走弯路。期待本书可以起到抛砖引玉的作用，让更多志同道合的健康传播者鼓起勇气，聚集智慧与力量，创造出更加有活力的健康传播与 IP 内容生态，让更多人因接触到优质的健康 IP 而改善自身的健康！

姚　魁

2023 年 7 月

目　录

第一章
审时度势，拥抱 IP

第一节 │ 顺势而为，
"蓄能"健康传播

健康不仅是促进个人全面发展的必然要求，而且是经济社会发展的基础条件，健康日益成为国民生活的重要关注点之一。健康传播将健康研究成果转化为大众易读的健康知识，并通过态度和行为的改变，降低疾病的患病率和死亡率，有效提高国民的生活质量和健康水平。

落实"健康中国"战略，重点在行动

2015 年 10 月，党的十八届五中全会首次提出"推进健康中国建设"；2016 年 10 月，中共中央、国务院印发《"健康中国 2030"规划纲要》；2019 年 7 月，国务院成立健康中国行动推进委员会并印发《健康中国行动（2019—2030 年）》等文件。这些规划和文件充分体现了党和国家对健康事业的高度重视，坚持把人民健康放在优先发展的战略位置。

健康科普在强化国民健康理念、提高国民健康素养水平、推进健康中国建设中具有重要作用。在《健康中国行动（2019—2030 年）》15项重大专项行动中，第一项行动就是"健康知识普及行动"。由此可见，健康中国，科普先行。

多项调查表明，倘若一个国家或一片区域的民众对某种疾病具备较高的认知率，那么这种疾病的治疗率及控制率也会较高，疾病防控情况也会较好。以北美地区为例，加拿大及美国居民对高血压的认知率在80% 以上，其中有超过 70% 的高血压患者会采取措施进行干预，如减少食盐的摄入、增加身体运动量、保持相应药物服用等。相应地，半数以上患者的高血压得到很好的控制。相比之下，中国居民对高血压的认知率仅有 40% 左右，其中只有 1/3 的人会采用有效方式来防控高血压，相应地，仅有 10% 的患者的高血压会得到有效控制。

在健康生活方式的推广普及方面，我们还有很大的提升空间，可以通过健康传播让居民了解健康相关知识，可以起到延缓疾病发生的作用。健康传播的意义重大，我们任重道远。

新媒体成为中国居民健康信息来源的主要途径

根据全国健康素养监测结果，中国人民的健康意识在逐步增强。2008 年卫生知识的居民仅占 6.5%，2012 年达到 8.8%，2018 年达到 17%。根据 2021 年公布的统计数字，中国民众健康素养水平达到 25.4%，但仍有巨大的发展空间。要想提高健康素养，必须不断学习，不断提高自身的健康意识，加强对疾病预防的认知，以及掌握相应的技能。随着移动互联网的发展与普及，在健康传播中，新媒体发挥了非常重要的作用。中国互联网络信息中心发布的第 51 次《中国互联网络发展状况统计报告》指出，截至 2022 年 12 月，中国网民规模达 10.67 亿，互联网普及率达 75.6%。网民使用手机上网的比例达 99.6%。移动端媒体已成为国人获取信息的重要渠道，并已深入人们的日常生活。

一个值得注意的现象是，互联网医疗规范化水平持续提升，成为 2022 年用户规模增长最快的应用板块，中国互联网医疗用户规模达 3.63 亿，较 2021 年增长 6466 万，占全体网民的 34.0%。

健康传播面临的三重挑战

2016 年 5 月 30 日，习近平总书记在《为建设世界科技强国而奋斗——在全国科技创新大会、两院院士大会、中国科协第九次全国代表大会上的讲话》中指出，"科技创新、科学普及是实现创新发展的两翼，要把科学普及放在与科技创新同等重要的位置。"

健康科普应该是每一位健康工作者的责任。医疗卫生机构在健康传播过程中是主阵地，医务人员是主力军。

新冠病毒感染疫情把健康传播推到前台，对保障人民健康发挥了至关重要的作用。健康科普虽然取得长足进步，但也面临很多挑战。

一是投身于健康传播的专业机构、专业人员仍有很大的缺口。健康传播需要专业人才和专业技能。当前中国健康传播事业发展的主要问题在于缺乏专业人才。虽然目前健康传播创作者为数众多，但由于教学、医疗、科研压力和激励机制的缺乏，大部分的健康工作者都没有足够的时间、精力和热情去进行健康传播。这就等于是在变相地给"伪专家"让出一个有关健康教育的传播空间，使其在这一领域甚嚣尘上。

二是一些健康工作者的沟通能力不足，缺少专业知识普及能力和传播技巧，难以赢得大众的信任和关注。有些从事医疗健康工作的专业人士在内容上虽然具有很高的专业性和科学性，但因其实践性、普及性、互动性等原因，导致大众不爱听、不爱看。

三是从事健康教育的专家与媒体之间缺乏顺畅的交流机制。在健康传播的实践中，媒体难以找到真正的专家，专家也难以找到诚心支持与合作的媒体，因此，"伪专家"常常在媒体上"侃侃而谈"，传播谬误，误导大众，而真正的专家被迫"失声"。大众对健康资讯的真假难以分辨，经常被"伪专家""忽悠"，掉入一些医疗养生"陷阱"。

面对这些挑战，从事健康工作的专业人员需要认识到科普是他们的责任，他们责无旁贷。正所谓时势造英雄，在当前健康科普和健康 IP 的传播浪潮中，广大从事健康工作的专业人员要学会顺势而为、把握时机、掌握方法，通过短视频等新媒体平台，成功打造属于自己的品牌 IP，共建健康传播新生态，让健康好 IP 的声音响彻每个角落。

第二节 | 健康传播的
　　　　"科"与"普"

健康传播，归根结底传递的是信息。健康科普信息是指以健康领域的科学技术知识、科学观念、科学方法、科学技能为主要内容，以公众易于理解、接受、参与的方式呈现和传播的信息。通过普及这些信息，帮助公众树立健康观念、养成健康行为、掌握健康技能、提高健康素养，从而维护和促进自身健康。

科学传播就是要架起信息的需求者和供给者之间的桥梁，做到"优化供给，满足需求"，让每一个应该或需要看到健康信息的人都能得到自己想要的信息。

在健康传播范畴中，我们可以把它拆成两个维度，即"科"和"普"。"科"代表科学性，是正确、权威；"普"代表普及性，是有趣、有用。

中国科学院院士刘嘉麒在《科学性是科学普及的灵魂》一文中强调，"科学性是科普作品的内涵，是科普的灵魂。如果科学性出了问题，即使表现手法再好、艺术性再高、趣味性再强，这样的作品也是不合格的，甚至具有欺骗性。"

战国时期的思想家、法家韩非子有句名言："欲成方面圆而随其规矩，则万物之功形矣。而万物莫不有规矩，议言之士，计会规矩也。"所有的事物都有其道理和规矩，健康科普更是如此，因为健康科普是一件非常严谨的工作，直接关系着人们的生命安全与健康，任何的胡编乱造、夸大其词，都有可能给社会造成不良的影响或者带来很大的危害。缺乏科学内涵的健康科普信息，传播越广，危害越大，即使一时受到追捧，最终也会被打回原形。

在保证科学性的基础上，如何从普及性上下功夫也是一门很深的学问。健康科普只有打好"科"与"普"的组合拳，才能赢得大众的喜爱。健康科普的核心就是"寓教于乐"（图1-1）。

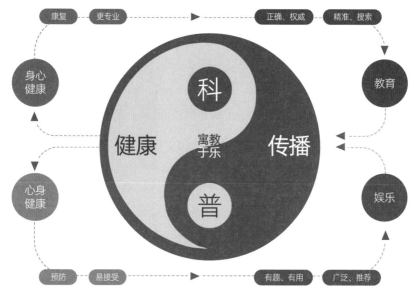

图1-1　"寓教于乐"——健康科普本质拆解

　　对于很多健康工作者来说，从事健康传播工作往往会陷入"重科轻普"的泥沼之中，一肚子"墨水"就是倒不出来，写的东西、说的话文绉绉、干巴巴，人们读起来、听起来比较乏味，这就需要健康工作者通过最新的内容传播形态，产出更易接受、更接地气的科普作品，真正做到让"科"的知识具备"普"的传播性。

　　每个健康工作者都有自己的个性，不需要刻意模仿、照搬别人所谓的传播经验，而是要发掘出自己的个性和潜能，打造属于自己的IP。

第三节 │ 健康传播内容，如何提升关注度？

随着时代的不断变迁，虽然媒介形态和大众消费习惯都在发生巨变，但人们对健康信息的根本需求没有改变。健康传播是一个很宽的赛道，这里的竞争将是一次长跑，而将健康传播 IP 化，将在这场长跑中找到优势。

面对鱼龙混杂的健康信息，老百姓缺乏鉴别力，健康专业人员要敢于"亮剑"，去伪存真，粉碎谣言，及时回应公众关切的健康问题，传播科学准确的健康知识，提升健康科普信息质量，减少和消除虚假健康信息的影响力，净化健康科普知识传播环境，铲除谣言生存的土壤。以百姓需求为导向的健康传播就是精准健康传播，健康专业人员要学会打造 IP，要有章法。这是一个由表及里的过程，不能总是一味地说教，一定要采取入耳、入脑、入心的方式，润物细无声地把健康知识和技能传递给受众。要避免健康传播在形式上的同质化，需要与健康传播的同道们一起，坚持以人民为中心的创作导向，做好健康传播 IP 化，让健康传播更加深远广阔。

健康传播 IP 化，提升关注度

健康传播 IP 化可以指一个符号、一种价值观、一个具有共同特征的个体或团体，还可以指一个品牌的传播。而大健康 IP，目前通俗的说法是"网红账号"或"健康品牌"。其中主要包含五个部分，由内至外依次为价值观、元素、内容、表现形式及衍生物。如果将 IP 人格化，那么她需要有灵魂、骨骼、血肉、皮肤及衣物。

价值观——灵魂

价值观是 IP 最核心的要素。这种普适的价值观和哲学观可以跨越文化、政治、种族、时间、空间，影响所有的媒介形式。针对不同类型的人群，价值观可以使其产生根深蒂固的认同感，不仅具有传播广度，更具有传播深度，通过持久沉淀对人们的文化及精神层面产生深远影响。健康 IP 的价值观可以概括为医生等健康专业人员尊重生命健康，致力于提高大众健康素养，富含医学的科学严谨和人文的真切关怀。

元素——骨骼

在价值观的基础上，通过构建 IP 元素使价值观逐渐丰满起来，如热情、温暖、正义、亲情……通过这些跨越地域、文化的 IP 元素，建立起整体的 IP 框架。健康职业属性，赋予健康 IP 天然的专业、严谨、高知、情怀和梦想等元素，让健康 IP 具有极强的信任背书，影响用户的心智和行为。

内容——血肉

为了让 IP 框架充满"血肉"，需要根据 IP 元素填充相应的内容，让人们读懂、看懂、听懂、记得该 IP，这个内容的构造基于当下社会、行业所处环境，因而受到内外部双向影响。要用可信赖的科普内容传递实用的价值。健康科普内容是"科"和"普"的融合，要让"科"的内容有"普"的传播性，让"普"的内容有"科"的权威性。

表现形式——皮肤

随着 IP 的逐渐诠释、辐射、发展，向内演变成一个特有的文化，影响 IP 的整体运营风格；向外构建成一个独特的品牌，影响 IP 的表现形式。健康 IP 的优质内容可以通过"长视频 + 短视频 + 直播 + 图文"

全媒体的形式承载，大屏联动小屏，进行立体化、多维度传播。

衍生物——衣物

当搭建好一个有灵魂、有骨骼、有血肉、有皮肤的 IP 后，还需要衍生物，以便让 IP 看起来更具有温度和个性，给人带来舒适度和满足感，逐渐衍生出该 IP 自己的特点，带来更多的精准流量关注，映射用户对该健康 IP 的整体认知。

我们发现，用"洋葱模型"（图 1-2）可以很好地表达上述 IP 的搭建法则。

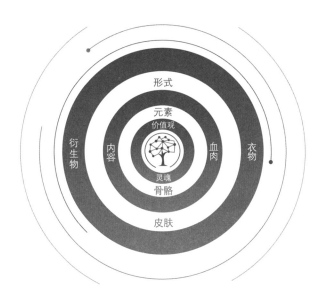

图 1-2　搭建健康 IP 的"洋葱模型"

用户可能通过外在的一层或多层表象引发其对某一健康传播 IP 的兴趣，而后随着了解的加深，可能会层层递进，逐层剥开，最终发现该 IP 与他们自己的价值观能够产生共鸣，这种 IP 的用户黏性是极强的，他们一般会在较长一段时间内一直追随该 IP 的步伐，并且在日常的互动中与该 IP 建立起牢固的信任感。

第四节 | 内容与流量之后，如何加速大健康品牌传播？

当前拥有健康意识的人越来越多，以前大家有一种"刻板印象"，认为关心健康的是老年人和某种疾病的患者等特定群体，但随着"朋克养生""熬最长的夜，敷最贵的面膜"等成为热议话题，这些话题也从侧面反映出广大"90 后""00 后"对健康的关注度正在提升。同时，随着新媒体的迅猛发展，特别是微博、微信公众号、抖音等自媒体平台凭借其传播的速度、广度、便捷性、交互性等优势，以自我形象和个性特征为内核的个人新媒体账号赢得了庞大的用户群，越来越成为人们接受健康科普信息的主渠道。这也正是 IP 所承载的"健康品牌传播"的机会所在。

简单地说，"健康品牌传播"就是建立用户和健康工作者之间的关联性。要做好健康品牌传播，笔者认为需要具备以下三种能力。

信任力：科学"种草"

当用户面对海量信息无法做出决策时，可以由专业人士进行价值赋能，即用户出于对专业人士的信任，降低决策难度。

科学性是第一性原则，可以发挥在"种草"的阶段，通过健康专业人员的内容解读，将靠谱的内容呈现给读者，在无形之中就输出了信任赋能。

科普力：改变需求关注点

根据马斯洛的需求层次理论，把需求关注焦点转换到基础需求，会有机会面对更多的受众，还能影响用户对于事情的决策优先级，引导受众作出更合理的信息选择。

举例来说，以前我们评价一种食物好不好，主要问的是"好不好吃"。但现在经过很多健康专业人员的反复科普，大家开始基于食品安全性和营养价值去思考食物效果本身，关注不仅要吃得美味，还要吃得更安全、更营养、更健康。

爆款力：感性包装

互联网用户大多是不愿意像上课一样听专业人士干巴巴地讲理论的。感性包装很重要，具体来讲，就是传播的内容要有科学依据，但在表达和互动时需要用更感性、更感人的方式去呈现，这背后依赖的是强大的内容呈现能力，要让专业靠谱的内容通过好的形式和载体发挥出最大的优势，打造出爆款，实现跨圈层传播。

只要抓住用户的特征，爆款内容创作就有章可循。提升内容呈现能力，要以用户为导向，多研究用户画像，如用户年龄、分布地区、喜好习惯等。媒介生态的变化，导致用户注意力越来越分散，信息获取习惯也更趋于碎片化、轻松化。健康专业人员需要不断更新自己的科普内容生产方式，从新媒体 IP 用户的健康需求出发，做到内容的精准化、个性化生产。这是一个逐步探索、矫正的过程，需要不断平衡好内容的科学性和普及性。

每一个好的健康 IP 的诞生都需要时间积累，并不断接受时间的洗礼。

第二章

打造大健康 IP——个人篇

第一节 | 育儿专家张思莱：
科普可以做到 100 岁

　　年近八旬的张思莱退休前是北京中医药大学附属中西医结合医院儿科主任、主任医师，退休后她凭借自己的专业能力和对科普的热忱，成为网络上最具知名度和影响力的健康育儿专家，被网友尊称"国民奶奶"。她在新浪微博上有近 500 万粉丝，微信公众号"张思莱医师"订阅者近 80 万，她的育儿类书籍多次获得国家出版奖项，屡居育儿类图书热销榜前列。2021 年，她荣获"典赞·2020 科普中国"十大科学传播人物奖。"育儿专家张思莱"之所以成为健康领域的知名 IP，很大原因在于她能与时俱进地不断"尝鲜"新的传播方式，并在内容打造上始终紧贴受众需求，持续每天与受众保持 2 小时以上的直接沟通，20 年如一日地坚守至今。

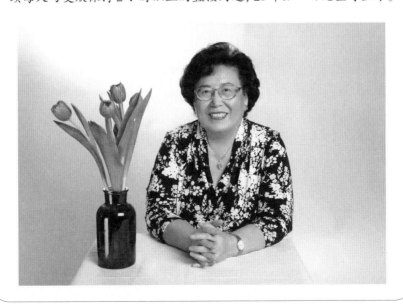

我退休前是一名儿科医生，出于对孩子及对儿科专业的喜爱，我一再考虑，退休以后如何度过我的人生下半场：是按照惯例继续出专家门诊？还是选择做其他事情？《黄帝内经》中的一段话给了我启发："圣人不治已病，治未病；不治已乱，治未乱，此之谓也。"预防思想是祖国医学的重要内容，也是古代养生学的精华，为什么我不能通过科学育儿知识普及，让孩子们少生病、少去医院呢？于是，1999 年退休后，我开始发挥自己的业务专长，利用自己积累下来的知识和经验，走上了健康育儿的科普之路。对于我而言这是一个新的开始。只是没想到，这段路程如此精彩，一干就是 20 多年，至今仍甘之如饴。

互联网上的高龄"劳模"：专攻科学育儿

我做儿科医生近 40 年，在农村县医院工作了近 15 年，见到的和治疗过的病种及病情危重的患儿确实非常多，临床经验也很丰富。但因为医学是一门不断发展的科学，"转战"互联网后，我深刻体会到，幼儿家长对我的需求是如此迫切，而咨询的问题又五花八门，非常庞杂，使我常常有危机感，我需要不断更新自己的知识库，才能更好地指导家长科学育儿。

我投身网络科普时刚刚进入 21 世纪，互联网方兴未艾，刚开始飞入寻常百家姓。2000 年，我从医院刚退休就担当了新浪网育儿频道的专家顾问，还做了论坛版主，每天在论坛上义务回答家长的各种育儿问题，与全国各地的家长交流甚多。我很喜欢我的"角色"转变，互联网提供的新平台，让我找到"老有所为"的乐趣，这种被网友所需要、所依靠的感觉，给了我很大的鼓舞和动力。我指导家长如何育儿的范畴，更是从原先的医药知识领域不断扩大到心理和教育领域。

在长期的儿科医疗实践中，我发现有些孩子的疾病，貌似是器质上的疾病，其实是心理上的问题。快节奏、高竞争的学习方式，以及社会的复杂性等造成的压力，使越来越多的孩子处于心理应激能力难以承受的压力之下，孩子的行为发展出现偏离和异常，心理疾病患病率正在逐年升高。我对儿童心理问题的关注较早，但由于劳累的临床工作，故没有时间坐下安静地学习。退休后有了空闲时间，我开始了心理学、早期教育等专业课的学习，并将关注视角从儿童疾病拓展为"儿童早期综合发展"。

走网络科普这条路，早期对我的挑战是非常大的，因为很多事情我都要从头开始。刚退休时我还不会用电脑打字，一开始我连汉语拼音都不会（我们上学那个年代还没有汉语拼音），我先是学习了五笔字型，后来又从头学习了汉语拼音。开始的时候非常不熟练，我用两根手指敲敲打打，就这样成了老年新网民。新浪网育儿频道成立的时候，我是第一个被他们聘请的专家顾问，也是国内最早的一批网络咨询专家。那时候在网上回答家长问题，因为打字很慢，特别辛苦，后来我就天天打、天天练，打字速度就慢慢上来了。与家长的互动给我带来的成就感和满足感，让我觉得很幸福。我每天至少花2小时在网上义务回答家长问题，20多年来一直是这样。

日积月累，我成了很多网友眼中的"劳模"。越来越多的人成为我的"铁粉"。当博客、微博、微信公众号、抖音短视频等自媒体平台先后涌现后，我不甘落后，及时"尝鲜"。一路走来，我也从论坛版主、网络咨询专家到微博大V，再到快手、抖音的主播，每一次改变对我来说都是一个新的开始。为了给更多的家长科普育儿类知识，我不断地要求自己进步。没想到从退休后一直干到现在，一晃20多年过去了。到目前为止，我最"得心应手"的还是微博和微信公众号这两个平台。我的新浪微博的粉丝接近500万，微信公众号订阅者也接近80万。科学性和公益性是我做自媒体平台的两个"底线"，也是我一直以来的追求。我的微信公众号"张思莱医师"，除了推荐一些适合孩子和家长科学育儿的新书，我绝对不接任何商品的广告。我一直严格要求自己每天都要给广大家长写至少一篇科学育儿类的文章，文章可长可短，但一定要为了满足家长的具体育儿需求，致力于帮助新手爸妈拥有"一个无悔的育儿经历"。

我不会考虑哪一篇文章会成为爆款，我满脑子想到的都是如何解答家长的问题。我的文章都是在服务不同育儿家长的不同需求，不会考虑太多的传播技巧问题，也很少考虑如何打造一篇爆款文章，我是在与家长的长期互动中不断了解育儿家长需求的，并通过与家长的直接互动与答疑解惑积累下家长对我的信任。科学育儿是新的时期遇到的新命运，在这个日益增长的社会需求中，我有幸遇到了新媒体蓬勃发展的时代，抓住了机遇，用自己的知识服务更多的人。

从"网红"专家到畅销科普书作者："粉丝"推动我不断成长

从 2003 年开始，我开始写书。其实我一开始并没有写科普书的想法。当了 40 年医生，我并未发现自己拥有特别出色的写作天赋。由于很多网友喜欢我，愿意与我交流，我就慢慢积累了很多文字素材，这些文字是比较碎片化的，回答的都是网友们的即时提问，或者是对网友们热议话题的即兴表达。慢慢积累了一定的"人气"后，一些孕育类的杂志也开始向我约稿。很多网友问：网络上读到的知识点和自己的实际需求相比，不够系统，找一个具体的知识点搜索起来也比较麻烦，能不能出一本书来解决这个问题？网友的想法"点醒"了我，就这样，我开始了科普书的创作。我的第一本科普书是《您育儿的方法正确吗？0 ~ 3 岁宝宝父母最关心的问题》，聚焦的是 0 ~ 3 岁宝宝父母最关心的问题，由上海科学技术文献出版社于 2004 年 3 月出版，受到很多读者的欢迎，我的科普书创作历程从此也一发不可收拾。从第一本书出版到现在，我已先后出版了 12 本育儿科普书。

这些书的选题都是来自这些年我的观察和思考。例如，退休后我帮女儿带孩子，根据自身隔代育儿的经验，我出版了《隔代育儿不是那么简单》一书。紧接着又想到，我熟悉孩子们的想法，了解他们喜欢的语言，掌握他们的心理活动及成长发育过程中出现的一些困惑和问题，为什么不给孩子们写绘本呢？说干就干！2019 年，我出版了《张思莱儿童健康绘本》，这是一套孩子和家长共读的绘本，出版以后，不仅受到国内家长和小朋友的喜欢，而且很快就被印度和韩国买走了版权（图 2-1）。随后，我"趁热打铁"，出版了我的第二套儿童绘本——《不生病！我的身体棒棒的》，也很受欢迎，被越南买走了版权。我讲的育儿科普知识不仅能够服务中国的宝宝，还可以服务外国的宝宝，我感到非常自豪！

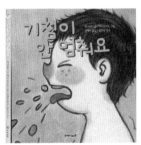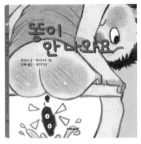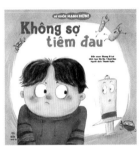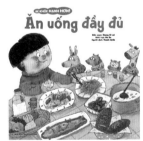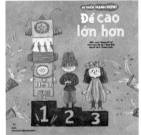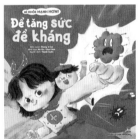

图 2-1 张思莱医生的儿童绘本被越南、韩国引进

这些年来，我最喜欢听到的就是宝宝的爸爸妈妈跟我说"我的宝宝在养育过程中，就是照您书里写的内容，解决了一个又一个困惑和问题"。因为写书，我也得到了很多专业机构的认可和鼓励。2018 年出版的《张思莱科学育儿全典》由中国关心下一代工作委员会主任顾秀莲作序，一

经出版就位居育儿科普图书榜前列，被国家科学技术委员会评为 2018 年全国优秀科普作品。正是因为专业机构的鼓励和育儿家长的喜爱，让我备受鼓舞，基本上实现了一两年出一本科普书籍的成绩。当然这个目标对我来说，挑战也是很大的，但是我内心感到非常幸福，也会一直坚持下去，让自己的人生下半场过得更有价值。

帮助更多的人更好地养育下一代

除了出书，我一直坚持公益科普讲座，学习做 PPT，学习演讲技巧，学习如何通过讲座给家长做好科普。我给自己暗暗定下了一条规矩：绝不能做误导人的知识传播者，我的稿子和发言必须具有科学性。如今网络这样发达，我又是"互联网大 V"，如果传播的是陈旧的、不可靠的知识，其负面影响是非常大的。

自从成了育儿领域的"互联网大 V"和科普书作者，我积累了一定的"人气"，这种知名度可以让我有机会以更多的方式帮助更多的人。这些年来，很多的官方机构开始邀请我加入大型线上线下公益活动。从 2013 年开始，我连续多年受邀参加中国关心下一代工作委员会儿童发展研究中心主办的"中国母婴健康成长万里行"大型公益讲座活动，伴随着"中国母婴健康成长万里行"的脚步，开展了近 400 场公益讲座，直接参与的家庭有 12 万之多，这组数据是"中国母婴健康成长万里行"公益科普的成绩，也是我公益科普脚步的写照。育儿家长对育儿知识的需求一直鼓励着我。为了更新老一辈人的育儿理念，我又为老年人开展了多场老年人科学育儿讲座，没有想到非常受老年人的欢迎，每场讲座现场人数都是千人以上。我的脚步走遍了中国的大江南北，我为自己能够拥有这些珍贵的、有价值的人生经历而开心，也为给广大的年轻爸爸妈妈带来切实的帮助而感到由衷的快乐。

我记得俄国著名的现实主义作家屠格涅夫曾经这样评价老年人：

"人进入老龄，对自己的人生经验保持着坚信不疑的态度。在接下来的人生旅途中，无论此路是畅通无阻还是障碍横亘，他不会追悔自己的每一个足迹，而是无怨无悔地走下去。"我喜欢上了健康科普这条路，我就一定要走到底。中国有一句老话："活到老，学到老。"一点不假！古人道："少而好学，如日出之阳；壮而好学，如日中之光；老而好学，如炳烛之明。"意思是说：青少年好学，像太阳初升，光芒四射；壮年好学，像中午的阳光，明媚而艳丽；老年好学，像燃烧的蜡烛，也会放出一缕灿烂的光芒来。既然人生短暂而有限，我为什么不让它更多地发光发热呢！

新冠病毒疫情发生以来，网络直播开始崛起。我很快开始了线上公益直播"试水"，期待可以帮助更多疫情影响下的家长解决育儿过程中遇到的难题。2020年7月，我参加了由中国关心下一代工作委员会儿童发展研究中心主办的世界过敏性疾病日公益直播活动，仅一场就有1200万人次观看，这让我体会到网络直播广泛的用户参与性。此后，我便尽己所能，参与网络平台的直播活动。网友的喜爱支持着我不断向前，每次在网络上与新手家长交流时，他们都亲切地称呼我"张奶奶"，我感到无比的幸福和快乐。20多年过去了，我与网友的交流可以说是"雷打不动"，我每天仍坚持花两个多小时的时间在微博上义务为家长答疑解惑，同时也了解了家长的需求和存在的问题。

我退休后才开始真正走上育儿科普这条路，可以说从花甲之年起步，一干就是20多年，如今已步入耄耋之年，这条路使我的人生愈加开阔和丰盈。我想说，育儿科普是我的价值所在，我会非常珍惜大家对我的信任和认可，坚持把科普做到底。如果让我给这项工作一个期限，我希望可以干到100岁！

在这里，我也呼吁广大的医务工作者在时间和精力允许的情况下能够走向科普这条道路。科普这条路不是靠一个人、几个人可以完成的，它在不断地发展，不断地延伸出新的需求，需要更多的新鲜血液来充盈和丰富。

我从年轻时就经常问自己：如何衡量自己的价值？那时，我只想得到患儿和家长的信任，做一名称职的儿科医生。退休后的科普之路让我的人生绽放了新的光彩，现在的我依旧在实现人生价值的路上——帮助更多的人更好地养育下一代！将育儿科普进行到底，让自己更加适应这个时代的需求，不仅让自己幸福，而且能够造福下一代，帮助有需要的人更好地追求幸福！这就是我的科普之路。

Q&A 问答环节

Q 您的名字已成为一张响亮的育儿科普名片，您觉得原因是什么？

非常感谢大家的认可。科普公益是一项伟大的工作，我自始至终坚守着 6 个字——热爱、中立、专业。

第一，热爱。我有 40 年的儿科医生职业经历，在退休后，我想把这些专业经验传播给中国的年轻家庭，帮助他们科学育儿，少跑医院。为此，我需要学习新知识，使用新媒体平台，坚持写书、讲课、线上答疑解惑和视频互动。

第二，中立。我一辈子做医生，退休后做科普公益。我要传播的是知识，所以必须对科普内容保持敬畏，不能因为受追捧、有热度就夸大其词，甚至发表违心言论。我希望始终坚持我的中立性。

第三，专业。科普要靠谱，需要专业的支撑。科普不仅需要通俗的文字表达，而且需要内容准确，为此我在退休后便不断学习儿科的全科知识。同时虚心地向其他专业（如口腔科、眼科、内分泌科及变态反应科）的专家们学习。也积极学习国际上先进的儿科知识，如《美国儿科学会育儿百科》（第 7 版）、《斯波克育儿经》（第 10 版）等都是我时常查阅的经典，这些优秀的育儿书籍我都有很认真地反复阅读过。

Q 目前新媒体平台很多，您也在不断尝试，您是希望"多点开花"，还是希望更加聚焦于某一两个平台？

每3年到5年，都会有一大批新手爸爸妈妈。20年来，一茬茬年轻人的新媒体平台也发生了巨大的改变，我必须跟上他们的节奏和常用的新媒体平台。除了坚持多年的新浪（从博客到微博），2013年我启动并坚持每日更新"张思莱医师"微信公众号，最近几年开始尝试抖音直播等新媒体，都是为了这个健康传播的初衷。

我从来不想拥有线上团队来做运营，管理与规模从来都不是我的目标。个人的精力是有限的，聚焦才能专注，我只坚持做我擅长的且有效的新媒体平台。同样地，为了与年轻家长的紧密互动，每隔几年学习并参与一个最重要的新媒体平台，我乐此不疲。

Q 现在医学越来越细分，但一个健康工作者面对的问题是非常广泛的，这一点会不会给您带来困惑？

科普是一项严谨细致的工作，要求精准性。不仅是医学领域越来越细分，各个领域都存在这一现象，所以我们需要更多不同领域的专家，有针对性地开展科普工作，力求不留盲点。像中国科协这样的机构，也在组织不同领域的专家，不断健全科普机制，形成合力来推动科普事业。

Q 很多医生都想尝试做健康科普，对于他们，您有什么忠告和建议？

第一，坚持学习。专注自己最擅长的专业领域，不断学习新知识，提供优质的、前沿的科普内容。

第二，善于沟通。医疗术语往往生涩难懂，医生需要突破专业屏障，结合自己的经验，用通俗易懂的语言让老百姓听得懂、记得住。

第三，医者仁心。科普公益不是一天、一周的事情，需要日积月累，做科普需要发自内心的热爱和坚持。

第四，平台合作。借助新媒体平台、公益组织和专家网络作出个人的绵薄贡献。

女儿眼中的张思莱医生

退休前，妈妈是位经验丰富的儿科主任，也是"儿童早期综合发展项目"国家级专家，无论是临床还是科研，她的专业造诣得到了业内的认可。她同时也是国内最早在线接受健康咨询的专家之一，长期活跃在各个新媒体平台上分享传播科学实用的育儿知识，深受广大年轻父母的喜爱和尊敬。

每天早上，妈妈都是 4：30 起床，看书写书、撰写演讲稿、线上答疑解惑。几乎每个周末，妈妈都会在国内各地讲座，与年轻父母们交流互动。她非常善于结合专业的儿科知识，条理清晰地把翔实的经验和有效的方法传授给手忙脚乱的年轻父母们。我的很多朋友和同学，得益于妈妈给予的科学建议，当家里人因带宝宝的方法发生分歧时，大家会去查查妈妈写的书：有书为证，不与公公婆婆吵架。在妈妈的背后，没有商业力量运作，没有专业团队运营，只有 20 多年来她对儿科专业的爱与专注，以及充满激情与活力的公益心。

很多朋友问我，妈妈为何永远如此精力充沛、充满正能量？我想是热爱和专注让妈妈永远保持着一颗精进的心，她永远有明确的目标和坚持的力量！如果我 80 岁时还能够像妈妈一样，将专业知识奉献给社会大众，还能身体力行地激励自己的孩子做终身学习者，那是多么伟大、丰富的人生历程！有这样的妈妈我很自豪，她时时激励我成为一个自信独立、有爱有梦想的人。

——张思莱之女　沙莎

第二节 ｜ "范志红 _ 原创营养信息"进阶之路

中国农业大学食品学院范志红的新浪微博"范志红 _ 原创营养信息"已经拥有超过 400 万粉丝，微信公众号"范志红 _ 原创营养信息"有超过 60 万人订阅，头条号"范志红注册营养师"有超过 30 万粉丝。2015 年，她在中国科学技术协会举办的首届"典赞·科普中国"评选中被评为"十大科学传播人物"。而在成为最受欢迎的营养领域"网红专家"之前，范志红教授已经在纸媒和电视媒体深耕多年，她的"进阶"之路更多是水到渠成的，而有专业能力加持的原创信息、不断积淀的人格魅力及对健康科普事业的孜孜以求，是她个人"IP"30 年来长盛不衰的三大法宝。

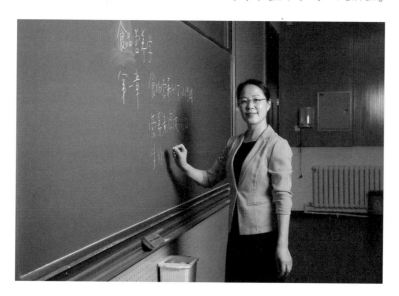

2003 年以来，随着社会经济的发展，我国居民对食品安全和营养健康的关注度日益上升。我作为一个从 30 多年前就开始健康科普活动，经历了纸媒、电视媒体、网络媒体时代起承转合的传播人，在这里不揣冒昧，就营养健康领域的科学传播问题，分享一些个人有限的经验和粗浅的思考。

从事营养科普的初心

由于父亲酷爱买书，我在小学和初中期间就读过几十本科普书籍，涉及数学、物理、化学、天文、生物、医学等各个学科，这在当时可以称得上是一种"奢侈"，也为我后来热衷于科学传播打下了基础。

进入食品营养专业学习后，在学校图书馆中几乎把能找到的相关书籍都翻了一遍（那时候图书馆相关书籍也就几十本），看到其中一本英文专业书中写了这样一段话：营养学的科学研究就像一座高山，仰之弥高；而大众的饮食行为就像另一座高山，难以撼动。而营养教育就是沟通两者之间的一座桥梁。如果营养学的研究结果不能促成大众饮食行为的改变，那么它的社会价值也就无从实现。

我掩卷沉思良久，暗暗地立下一个志愿：我要做那个架桥的人，把我所学到的营养知识告诉大家，把高深的研究结果讲给大家，让大家都能改变错误的饮食习惯，把一日三餐吃得营养均衡。

1992—2005 年，我的科学传播方式主要限于杂志、报纸、科普书和电视媒体；2006 年之后，除了通过电视节目进行科普，随着网络的普及，我逐步开始了网络科普。2006 年，我开始在搜狐博客做营养科普。2010 年，我开始在新浪微博上做自媒体传播，此后又开了微信公众号和头条号。

传统媒体的营养健康传播

我刚刚踏上科普之路时，健康传播最早的媒介主要是纸媒，包括书籍、报纸和杂志。

传统的报刊与我的缘分开始于约稿。当时媒体处在主动和强势的地位。它要求作者配合其策划，对作品内容和风格限制较大。特别是一些非医学类的杂志，希望内容吸引读者眼球，但内容的科学准确性往往大打折扣。很多时候往往是编辑心里已经有了"答案"，而希望受访的专家来"填空"。

20 年前的报刊很喜欢"什么和什么相克""什么和什么绝配"之类的内容。我问编辑，为什么要约这样的稿子？编辑说，因为读者就爱看这个，读者一看这类题目就有兴趣买我们的杂志。虽然这类内容绝大多数并不科学，被我和多数严肃的作者抵制，但总有人愿意去编写、去刊发，其仍然具有巨大的传播力。大家可能记得，曾经满大街的地摊上都能看到刊载食物相克与禁忌的出版物，以至于很多人对健康天然食物充满恐惧，一些家常菜也因为"相克"谣言而离开餐桌。

2006 年之后，电视健康节目兴起了，我常被邀请到电视台去讲健康内容。这时受众群体扩大了，同时讲者的话语权也有一定扩大，因为受众可以直接听到专家的意见，专家可以跟做节目的编导共同去确定选题和内容。但是，十几年前的健康传播缺少相应管理，制片人和编导不具备健康科学素养，对讲者也没有资质审核。一些电视节目为了追求效果，传播了大量科学谬误和健康谣言，对人们的饮食生活造成了严重的误导。

那时候，很多专家对接受纸媒和电视媒体采访并不积极。一方面，在媒体抛头露面会增加自己的精神压力，可能引起同行的议论和同事的不理解。另一方面，即便专家说了正确的意见，也有可能被媒体理解错误、掐头去尾、断章取义，最后被读者误解，被内行非议。

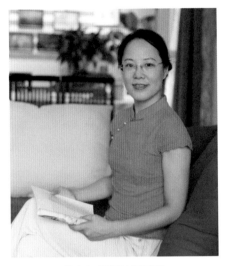

范志红教授接受采访

从那时起，我认识到，媒体与受访专家和作者的选择与互动是一个非常重大的问题。我坚持不懈地"教育"采访记者："隔行如隔山、隔科如隔山，专业的问题一定要采访专业的人。"然而有些记者为了省事，懒得去找相关研究人员，而是先查阅网络资料，再问自己比较熟悉的几个所谓专家，然后就把网络谣言包装成"专家意见"，这是极不负责任的。

不过，从另一个角度来说，作者在与媒体的合作与抗争的过程中，也有一些有价值的收获。我学会了适应各种媒体的表达要求，体贴各种媒体的受众需求，反复打磨取材角度、内容深度和文字风格，与不同受众沟通的能力得到了很大的提高。

自媒体的健康传播

此后，自媒体的时代来临了，它是科普传播的一个引爆点。从博客到微博，再到微信公众号和各种视频平台，自媒体与传统媒体的最大区别，就是作者获得了非常大的自由度，可以自主决定发什么主题、写什么内容、如何表达，不再依赖传统媒体；而读者自己可以决定看什么主题，读谁的作品，并有渠道与作者直接进行互动。

2006—2015 年，我在搜狐做科普博客"范志红_原创营养信息"。当时我主要关注的是写出读者爱看的科普文章。我先抓住某个读者感兴趣的问题点，然后讲述涉及它的知识点，其中自然地列举少量相关数据或研究内容,最后给出可操作的建议。在保证逻辑性和科学性的同时,语言上尽量生动、流畅、亲切。这种方式很快就得到了读者的广泛认可,而且影响其他营养科普作者。这个科普博客开设一年之后,总点击量就位列搜狐博客健康群的前列,此后一直居于首位,9 年中我在博客上发表了 900 多篇科普文章,有超过 4000 万的点击量,并在 2011 年获得中国科学技术协会主办的全国科普博客大赛优秀博客奖。

2010 年,随着微博的兴起,我又在新浪微博上"安了家"。没有做任何营销活动,仅靠读者口口相传,互相推荐,从 2010 年的 3000 名粉丝,到 2022 年年底已经拥有 410 多万粉丝,共计发表了 2.7 万余条微博,每条原创微博的阅读量在数十万到上百万不等,成为新浪微博健康领域中最受欢迎的博主之一。

我对微博、今日头条等互动性的自媒体情有独钟。因为在某种意义上,这种互动是一种纠正错误、去伪存真和凝聚共识的机制。因为读者和作者可以互相交流,如果我发布的内容中有错误,其他专家和内行看到之后就会提醒我,即便一个错别字都会有读者指出来。甚至,读者对发布内容还能做一些补充,或提供相关的案例来证实这些知识。互动平台给作者和读者提供了一种共同成长的体验。

同时,自媒体也可以和传统媒体有良好配合,发挥多层次传播的效果。至今,我的文章被报刊转载超过 6000 篇。同时,多媒体传播还有一个优势,就是其内容可以被其他自媒体转发,并成为广播、电视、纸媒和其他网络媒体的信息来源,做到高效、立体地传播。

很多人劝我做抖音、小红书等自媒体,但我还没有去做。视频制作需要在科学内容之外下大工夫,如光线、化妆、配乐、字幕、剪切、编辑等,需要团队合作和盈利机制,需要精力和财力的支撑。我想每一个健康科普 IP 的形成,与作者自身的兴趣点和人格特点是紧密相关的。目前,我很享受以原创文字信息为主的自媒体传播方式,也与我的读者和粉丝群体建立了比较具有黏性的常态互动。对我而言,有一个规模较大且相对固定的群体接受我创作的内容，并喜欢我表达的方式，还能通过信息的指引来践行自己的健康生活方式，这是很大的激励，也是鞭策。

营养健康科普的特殊难度

对任何领域的科普来说，保持科学性都是一个最根本的要求。但是，在营养健康领域，把握好传播内容的科学性却非常艰难，这主要是由以下五个原因导致的。

第一，营养健康内容常有不同版本，研究结果变化较快。例如，曾经各国膳食指南对胆固醇摄入量提出 300 毫克的限制，但几年前各国都取消了健康人群的胆固醇摄入限制，除非是患病人群才需要遵守医嘱进行限制。又如，曾经认为肾结石患者不宜从膳食中摄入较多的钙，而现在的研究结果认为膳食来源的钙有利于预防肾结石。原来很多人认为绿叶蔬菜中的硝酸盐是食品安全风险成分，而现在的营养学观点认为它有利于扩张血管、降低血压、改善运动能力，属于有益健康的成分。

第二，有关食物及食物成分与健康的关系，很多研究结果不一致。例如，吃鸡蛋是否会增加心脑血管疾病风险和全因死亡率，20 年来的研究结果差异甚大，最适数量也莫衷一是，从每周不超过五个到每天一个不等。又如，吃 $\omega-3$ 脂肪酸是否有利于预防心脑血管疾病，一些研究结果也不一致。在部分问题上，学术界还有一定争议。再如，碳水化合物摄入量与健康的关系，轻断食与预防疾病、预防衰老的关系等。

第三，营养健康相关研究的结果解读可以有很大的弹性。它不像工科研究结果那样一是一、二是二，也不像食品安全科普那样只要掌握风险分析和剂量关系的基本理念就可以搞定。营养健康的研究结果可以从多角度解读。例如，一些研究发现代糖并不能降低肥胖的风险，甚至可能会在部分受试者中增加食欲。这个信息可以解读为不能因为代糖饮料热量低就放开喝，但也可能被误解为"代糖饮料会催肥"或"反正代糖也没有益处，不如直接喝含糖饮料"。

研究结果必须与国情、人群、体质的差异相结合进行分析，找出其适用性。又如，欧美等国多项研究发现，多摄入牛奶并不能降低骨质疏松的风险。这被部分人解读为中国人无须像西方人那样每日摄入乳制品。但那些研究的结果都是在钙摄入量较高的人群当中得出的，并不能证明在低钙摄入量条件下摄入乳制品也没有益处。这需要告知读者这个结论的重要前提和适用范围。

第四，很多读者关心的问题，还没有个体化的循证医学证据。读者关心的往往是非常细节的个体化问题，例如煮杂粮饭之前浸泡多长时间才能保证既好吃又不至于导致血糖指数太高、每天一个鸡蛋是蒸着吃还是煮着吃比较好、水果蒸熟了吃和生吃的防病效果有多大差异等，这些问题很难找到可靠的人体实验来给出答案。

第五，研究结果的某些解读还可能与商业利益相关。例如，对推广生酮饮食相关产品的人来说，由于可以从中获取巨大的经济利益，因此对所有说碳水化合物不利于健康的研究结果都会大肆渲染、过度解读。"多吃碳水化合物会早死"之类的标题不绝于目，而对碳水化合物给健康带来的益处却闭口不谈。实际上，碳水化合物摄入过高和过低都是对健康不利的。又如，对销售鱼油的人来说，凡是有关 $\omega-3$ 脂肪酸有利于健康的研究都会被暗示为吃鱼油产品会给人体带来好处。

致力于全面而公正的科学解读

要全面而公正地传播营养健康方面的信息，对原创型科普工作者的要求是非常高的。

对科普工作者而言，一个比较简单粗暴的方式是直接把新的研究结果报告给读者。但如果只有这样的科普信息，也容易引起读者的思维混乱——"昨天那么说，今天这么说，到底该信谁？""医生和营养师已互相打脸，干脆谁的都别听了！"　"不想知道这么多研究结果，就想知道该怎么吃！"如果要把全面情况综合之后告知读者，难度又非常大。

和做研究时仅仅跟踪一个很窄的方向相比，做科普涉猎的文献范围要广得多，经常需要就某个主题进行文献检索，需要花费大量的时间和精力。还要对研究的质量、方法和结果细节进行审查，以便分析为什么各项研究之间会有结果的差异，并向读者解释这些差异原因。要告诉读者，营养界并没有那么多"颠覆性"的研究结果。很多看似相反的说法，只是因为研究是在不同受试者中实施，用不同方法做分析，或是对研究结果进行了不同角度的解读。

例如，一项多国流行病学研究结果被某些推崇生酮饮食的自媒体解读为"多吃主食死得快"，但其中所说的"多吃"，是指碳水化合物供能比超过 65% 的情况。然而目前在我国城市居民当中，碳水化合物供能比通常在 50%～55%，正落在该研究认为的全因死亡率最低的范围中。所以，以该项研究的结果而言，完全不能推出"日常主食要减量"的行动指导，更不支持长期使用低碳水化合物饮食。

在科普某个具体研究结果时，需要全面考虑各种类型的读者，以及社会效应。例如，在讨论吃红肉是否健康时，不仅要考虑到预防慢性病的目标，还需顾及可能有部分读者存在缺铁性贫血情况，可能以往肉类摄入偏少、蛋白质不足，可能只顾吃大量蔬菜和全谷杂粮，却因为肉类不足存在微量营养素缺乏等。在一篇文章中，要尽量把方方面面的考虑都写进去，特别是在文章结尾的地方加一些"温馨提示"，以免对部分读者造成误导。

从以上分析可知，仅讨论文献、引用文献，并不能保证健康相关科普内容的科学性。特别是在商品经济时代，一些产品推广往往会打着科普知识的旗号，炒作某些科学概念，过度解读某些研究结果，对读者进行误导。同时，过度解读某些研究信息，也会伤害无辜企业或农民，甚至伤害一个行业。

科普工作者不能为各种利益诱惑所动,不在科普内容中夹杂商业动机,并考虑到可能出现的误解,提前作出解释,尽可能地保证自己所传播的内容真正站在科学和公正的立场上。

将研究、科普和生活结合起来

社会公众在饮食生活中所遇到的各种问题,通常非常细节,非常繁杂,难以直接从文献中找到答案,要综合相关文献信息和基础知识,梳理出对读者真正有指导意义的内容,往往需要综合多学科的知识,这对科普工作者的知识基础和分析能力提出高要求。

我在科学传播当中除了阅读最新研究文献,还特别注意发挥自己专业范围较宽的优势,并努力将教学、研究和科普结合起来。我的研究方向是在食品烹调加工过程中与健康相关的成分的变化及血糖反应研究,很多研究结果已经被纳入我的科普文章。我也融汇了自己所教授的"食品化学""食品营养学"和"应用营养学"课程的内容,以及其他相关专业基础课程的内容,作为我分析解决饮食健康相关问题的基础。

例如,在讨论吃剩米饭是否会增加抗性淀粉摄入的问题时,会涉及很多具体情况:什么品种的米,在什么温度条件下储藏,是冷藏还是冷冻,储藏之后如何再次加热等。由于我教授食品化学课程,了解淀粉糊化和老化回生的相关影响因素,也做过淀粉不同消化速度组分的相关研究,对回答这类问题就能驾轻就熟。科普工作者如果只有医学背景,不了解这些食品相关知识,就很难通过具体情况分析而给出正确答案,甚至可能给出错误的指导。

尊重受众,建立平等而温暖的交流气氛

在科学传播中,我们会发现部分受众对科学知识本身很感兴趣,属

于科学爱好者，具有较好的逻辑思维能力。但就健康传播而言，这类人所占的比例并不是很大。大部分人并不具备非常好的科学基础，甚至连常识都有所缺乏。有些科普工作者就会觉得部分受众很"low"、很愚昧，开口闭口说别人"交智商税"，动不动就怼人。

尽管有部分受众很喜欢看博主怼人的热闹，但我认为这种交流态度是不可取的。我只是碰巧学了这个专业，比别人多掌握一些相关知识而已。换一个学科，我也同样是"小白"，也会犯很多低级的错误。我一向提倡要放平心态，尊重受众，换位思考，设身处地为受众着想，为他们解决饮食生活中遇到的各种困惑和问题。

迄今为止，我已经免费回答过至少 15 万个网友的问题。有些问题已经回答过多次，但我仍从不同角度反复回答，从不鄙视和嫌弃他们的无知。从"涨粉"角度来说，这是一个很不合算的方法，会"浪费"太多的时间。但从另一个角度来说，我让很多受众感受到了我的诚意，以及我对他们的尊重。同时，我也从受众的反馈中了解到很多实操方法的效果。

通过这样的长期努力，我拥有了很多忠诚的粉丝。其中有一部分粉丝是因为我传播的内容对他们有帮助而关注我，也有很多粉丝是因为信任我而愿意相信我发布的内容。他们说："网上说法太多了，我缺乏鉴别力。但我相信你的人品，也相信你的专业能力，所以我只信你说的话。"甚至还有一些粉丝是因为喜欢我这个人本身而长期追随我的自媒体账号。他们说，网上媒体常常会有互相攻击、互相贬低的情况发生，让人心生恐惧，但在我的自媒体内容中，他们感觉到了平和的心态和温暖的关心。在我发布内容及其评论中，他们能够得到促进健康生活的正能量。

通过这样的长期努力，我的微博粉丝中聚集了很多积极热情的资深粉丝。他们乐于分享自己的健康进步体会，秀出自己的营养饮食经验，也会帮助我回答一些常见的问题。我会给他们点赞，向他们表达我的感激，感激他们帮助我营造一种温暖、美好和健康的自媒体氛围。这种氛围是一种巨大的凝聚力，增强了粉丝的黏性，甚至产生某种"人以群分"的归属感。

传播的目标是改变受众的行为

无论知道多少健康知识，了解多少营养素数据，如果不能把这些知识应用于饮食生活当中，就无法让科学研究的结果发挥促进健康的作用，起到增进人类福祉的社会效益。

介绍先进的科学理论，讨论最新的研究文献，对医生和营养师是有所帮助的。但对健康工作者而言，传播的根本目标是改变受众的健康行为和生活方式。这就是健康传播的一个最重要的特征。

我一直在探索"以行为改变为目标"的科普模式。健康科普的目标不是为了"秀"个人才华，也不仅仅是为了传播知识，而是为了改变大众的不健康饮食生活习惯，消灭产生肥胖、糖尿病、高血压、冠心病、痛风等慢性疾病的土壤。如果行为不改变，知道多少知识都是没有意义的。

"减油"应当怎么减？难道每天用白水来煮菜？"减盐"应当怎样减？是不是做菜就不要有咸味了？饿了应当吃什么零食？单身族怎么做到食物多样化还要避免吃剩饭剩菜？上班族怎样煮杂粮饭？下班后去健身了，晚饭应当怎么吃？在健康饮食的实操层面上，普通大众有太多的困惑和问题。根据行为改变的相关科学理论，我着力于了解受众健康饮食中的制约因素，减少他们在行为改变时遇到的各种障碍。这些解决方案看似简单，其实需要综合多学科的知识，需要有深厚的生活经验作为基础，还需要有足够的爱心。

我比较喜欢做一些"接地气"的内容，通过亲身实践，告诉读者我自己是怎么去做的，在超市里、厨房里、餐桌上，接近了百姓生活，他们就容易理解，传播效果就会更好。

从杂粮应当如何泡、怎样煮，吃不完的菜应当如何安全保存，进餐顺序应当如何改变，提升食物多样化的方法，到少油又美味的蔬菜"水油焖"烹调法……很多由我原创的相关做法，已经被纸媒、电视、广播和自媒体反复传播，逐渐成为常识。尽管最终受众可能并不知道很多做法是由我推出的，我也无法从中获得经济报酬，但这些细致入微的解决方案，切实改变了千万受众的饮食行为。

目前食品界和健康界涌现出了很多年轻的科普工作者，从文献阅读能力，到文字表达能力，再到形式包装能力，都已经非常出众。但不少人的科普内容中科学知识多、生活操作性弱，改变受众行为的能力还需要加强。

为繁荣科普的生态系统作贡献

我认为，科学传播是一个生态系统，每一个人都要找到自己的生态位，在这个系统中作出自己的贡献。有人擅长视频，有人擅长漫画，有人擅长文字。有人更了解医学，有人更了解食品，有人更了解烹调。有人是专家风格，有人是亲切风格，有人是卖萌风格。有人专职做科普，有人兼职做科普。有人做纯公益，有人做知识付费，有人做知识变现。

在遵守法律法规和科学公正的前提下，一个好的科普生态系统应当是包容的、多样的、和谐的。正所谓"万物并育而不相害，道并行而不相悖"。中国这么大，需要提升健康素养的国人这么多，做营养科普工作的人不是太多，而是太少。

这些年来，我介绍了很多专家接受采访，也鼓励了很多年轻人做科普。我的学生中已经有了 3 个"大 V"，还有 10 个毕业学生以不同形式参与科普工作。

在健康中国的政策推动下，在全民关注健康的大趋势下，我相信健康科普的生态系统会越来越繁荣。能为这个事业做一点小小的探索，是我生命中最有意义的事情。

第三节 | "医路向前巍子"：
科普是有力量的

高巍是北京大学第一医院密云院区的一名急诊科医生，更是不折不扣的"超级大 V"，他的抖音账号"医路向前巍子"在全网拥有超过 2500 万粉丝，已是网络健康科普"顶流"。"医路向前巍子"IP 的成功，除了赶上抖音等短视频平台崛起的优势，更依赖于创作者高巍对健康科普的专注、热爱，以及他超凡的讲故事能力，更为重要的是，他善于从自身职业经历中汲取鲜活素材，投入真诚、真情、真心、真意，把控具有个性特征的原创作品的温度，最终爆发出惊人的科普正能量。

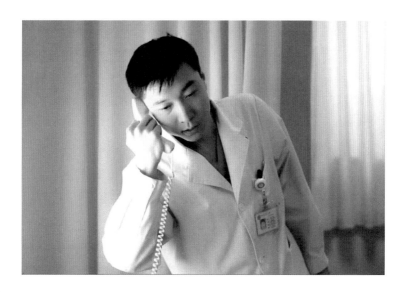

我是高巍，大家叫我巍子，我是一名急诊科医生，同时我也是一名医学科普工作者。2017 年，我创建了抖音账号"医路向前巍子"，为公众科普疾病和急救知识。

我为什么要做科普？

我开始做健康科普起源于一个噩梦。一天夜里，我梦见自己得了胃癌，醒来后我一个人静静地坐在沙发上思索良久。我在想，身为医生的我，面对疾病都是那么惊慌、那么无助，那我的患者呢？我是一名急诊科医生，在日常的工作中见到过太多因为对疾病的错误认知而导致的悲剧。

我曾亲眼看到一位母亲因为错误的急救方法导致孩子死亡的悲剧。那位母亲打电话一直说："你们快来，孩子憋气，喘不上气了。"虽然急救车在 15 分钟后到达现场，但由于家长没有掌握急救技能，使用了错误的操作手法，孩子最终没能活下来。

这件事情对我的触动很大：当意外发生时，如果患者懂得如何自救，身边最近的人懂得如何施救，那么生还的概率将会大大提高，而这个知识的掌握更多应该在平时，才能防患于未然。如果把我知道的疾病知识和技能用最简单的话写出来，让大家了解，也许就可以避免很多悲剧的发生。

就这样，我走上了健康科普之路。

医生本来就很忙，做健康科普需要占用很多自己原本就稀缺的休息时间和精力，这也是很多医生望而却步的原因。刚开始我也有很多困惑，牺牲了宝贵的休息时间，费心费力地写一篇文章，常常也就有几十的阅读量，还往往都是熟人。这一度让我变得很沮丧，也曾经多次想过放弃。

我之所以能够坚持下来，最大的因素是我深刻体会到了健康科普的价值：健康科普是医生救人的另一种途径，健康科普是有力量的！在我帮助的对象中，有一个案例令我印象深刻。那是一位来自广西的母亲，她执意专程坐火车来北京当面感谢我。原来，她的孩子曾经不小心被食物卡住喉咙，她用我在网上发布的海姆立克急救法救了孩子的命。

类似的事情还有很多。这给了我特别大的鼓舞，这种成就感使得我一路向前，哪怕一天就睡四五个小时，也愿意把健康科普做下去。

在网上有了"名气"后，我发现自己可以做的事情更多了，我的舞台更大了，眼中的世界也变得更加开阔了，我还可以做大型健康科普活动宣讲、做急救公益培训，还可以带动更多的医务人员投入健康科普工作，可以帮助更多的人拥有健康，没有什么比这更让我感到欣慰的事！

在新冠病毒疫情期间，很多医生找到我说，他们在我的影响下开始做起了医学科普视频，这让他们觉得很有意义。

我是怎么"火"起来的？

这是很多科普工作者都在不断问我的问题。说实话，能走到今天很不容易。

2017年开始，我做的是微信公众号，为大家科普急救知识和急救技能。有很长一段时间，理想很丰满，现实很骨感，坚持着写了一段时间后，发现根本没人看。直到有一次，我写到关于"异物卡喉如何急救"的文章，因为有些读者看不懂文字说明，我便拍摄了"海姆立克急救法"的视频。没想到这条视频迅速走红网络，被大大小小200多家媒体转发。许多用户在视频下留言对我表示感谢，还有用户提到："以前也看过图文演示，但都没有视频这么直观易懂。"

这句话点醒了我。用短视频的形式做医疗科普内容，这非常适合我。我是一个特别会讲故事的人，身边的朋友一直这么说。

因为急诊科很忙碌，我只能利用零碎的休息时间进行健康科普创作。工作之中若是遇到了患者的误区、典型的病例，我就留心记录下来，等到夜班后半夜，或是"120"出诊间隙，花十几分钟录一条短视频，配上标题和字幕，发布到抖音上。

一个水杯、一部手机，没有专业的灯光，没有华丽的背景，更没有直播团队和助手，我就这样，成了抖音短视频"网红"。

现在，我的全网粉丝数已经达到了 2500 万，创作的内容更是通过视频、网络文章、直播等方式积累了 50 亿次的点击量，而我自己也参加了多达 200 多场急救培训及健康传播讲座。

我最为自豪的就是通过培训、科普文章和视频在现实中真正地挽救过 100 多条生命。

我每天都在忙碌中度过，我想以更加坚定的决心在健康科普之路上走下去，一来这么多粉丝陪着我，二来我仍旧想让更多的人从健康科普中受益。

有人质疑我不务正业，说一个医生不好好工作，却花时间去拍短视频。我只想说，如果你曾与死神搏斗过，或经历过亲人患重病、急病的无奈和绝望，或许就会理解我。每次看着急诊科狭窄的楼道里挤满患者，即便我们再想加速，也只有一双手，一天也只有 24 小时，能治愈的患者数量也有"天花板"。

我们医生最愿意听到这样的话："大夫，感谢您治好了我的病！""医生，谢谢您救了我的命。"做起健康科普后，我更希望看到越来越多的人能学会第一时间自救，担当起自己健康的第一责任人，越来越少的人走进急诊科、走进医院。

好的科普可以做到这些。这就是科普的力量！

Q&A 问答环节

Q 您做视频科普的初衷是什么呢？

我在医院、在急诊科，看到过太多的因对疾病的错误认知而导致的悲剧，所以想把这些讲出来，对我而言，短视频是最好的一种表达方式。

以前是通过文章呈现，随着短视频时代的到来，视频传播的方式会更快。通过视频给大家讲出疾病的误区，通过视频展示一些急救的技能，让大家直观地看到，更有一种亲近感。像我这种工作快节奏的，拍个短视频把心里想的讲出来，比用文字表达出来也相对省心、省力。

Q 您在抖音上已经有 2500 多万粉丝了，这很不容易，能跟我们分享一下哪些方式让您拍摄的科普小视频取得如此高的热度和流量？

我觉得自己是比较幸运的人，在合适的时间发了一些大家喜欢的视频。我最开始做的是微信公众号，但当时微信公众号已趋近饱和状态。2018 年我就开设了自己的抖音账号，一开始没有发布太多内容，当时只是为了留下一名医生的 IP，偶尔发几条视频，也没有获得太多的关注。

2019 年，我发现短视频的时代来了，许多用户不看文章开始刷短视频了，我也开始准备在短视频上发力，便分析研究了 100 多个比较火的抖音号，什么时间发布什么内容，时长多少，内容如何呈现。我发现拍视频与写文章是一样的，都需要一个亮眼的题目，题目要与内容相符，告诉大家很多习以为常的认识其实是错的，为什么是错的，正确的做法是什么，让人产生收获感。视频不用太长，抓好一个点即可。我所在的急诊科是把握生死的第一线。我所有拍摄短视频的灵感都来源于工作，是在工作中发现的。把工作中看到的病例拿出来分享，把专业的知识进行通俗地表达，让大家了解，慢慢地就受到越来越多的关注，逐步积累了这么多粉丝。

Q 您认为具备什么样素质的医生算是品牌医生呢？您如何理解大健康 IP？

靠谱的品牌医生大概分为两大类：一类是专业的医生，业务十分过硬，成为大家尊敬的品牌医生；另一类是做科普的专业医生，这些医生未必在专业领域走到了金字塔塔尖，但是业务素质与科普能力兼备，通过科普让更多人信赖、知晓，成为大家熟悉的"网红"医生。靠谱的"网红医生"需要很强的综合能力，当然也是"又红又专"的！

我觉得越来越多的医生需要加入科普队伍，这是医者的责任，要塑造自己的 IP，通过科普文章、短视频让人看到医生接地气，让大家觉得医生并不是冰冷的，他们的内心是温暖的。科普可以拉近医患距离，没有病的时候了解病，知道疾病的预防、治疗、缓解，避免意外伤害，出现意外伤害的时候能及时处理，这是利于老百姓、利于社会的大好事，可以做到预防为主，让大家少生病、不生病，只要有这个能力、精力，何乐而不为？

Q 一旦成为一个"网红"医生，就可以影响到很多人，责任便随之而来。作为一个"有个人品牌的网红医生"，所要承担的使命和价值观又应该是怎样的？

第一，很多人通过网络认识我、喜欢我，我觉得是一种压力，也是一种鞭策，这让我对自己提出了更高的要求，要做得更好才能不辜负这份信任，说的话要负责，做的事更要有正能量。

第二，一个人的力量是有限的，要让更多人受益，我也很愿意把自己成熟的或不成熟的经验分享给大家，推动更多专业医生一起来做健康传播，让靠谱的声音越来越大，让健康谣言的生存空间越来越小。

第三，我觉得一旦 IP 建立起来，还可以延展做很多的事情，例如我现在从事的急救宣讲和培训活动，组织起"医路向前"公益培训团队，让大家更加关注急救医生的生存状态，让社会更加重视急救学科的发展，还可以做很多东西，不单单是给人治病，也不单单是网络科普。

第四节 | 营养师顾中一：
　　　　我对健康 IP 的理解

　　近年来，"网红"级别的营养师越来越受到人们的关注。顾中一是活跃于网络的独立营养师的代表人物，他毕业于四川大学华西医学院医学营养专业，后来又攻读了清华大学医学院公共卫生专业硕士。毕业后成为北京友谊医院营养科营养师，并在健康传播领域成为佼佼者，逐渐积累起"人气"。2017 年，他毅然从医院离职，专职做自媒体。截至 2022 年底，他的微博"营养师顾中一"粉丝 550 万，公众号粉丝 70 万，抖音粉丝 55 万，B 站、小红书等平台均有同名账号。曾荣获健康中国 2012 年度风尚人物、中国科学技术协会 2017 年十大科学传播人物、微博 2021 年十大影响力健康医疗大 V。著有《顾中一：我们就该这样吃》等科普图书，累计销售 10 余万册。

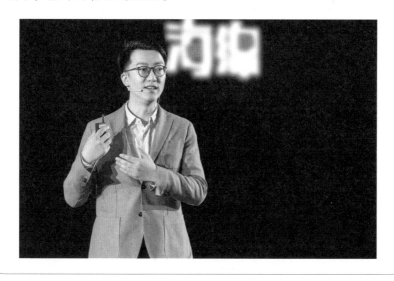

我是怎么火起来的？

我从上营养专业课的第一天就开始在网上博客、论坛、贴吧等地方发表科普文章，我对自己的要求是每天解答一个网友的问题。2007年我建立了一个营养信息网站，2008 年积累了一些科普作品，已经做营养科普很有名气的范志红老师还曾在我的博客留言对我表示看好和鼓励。

几年后，2011 年中国科学技术协会第一次举办科普博客比赛，我也有幸和范志红老师一起获奖。在健康中国 2012 年度风尚人物颁奖盛典上，我和一直景仰的清华大学公共健康研究中心主任景军老师一起领奖，作为一个年轻人，我感到非常荣幸。

那时候还没有很多像"今日头条"这样的资讯平台，由于我有独立的博客、网站，发表作品又多，因此有不少媒体编辑通过搜索关键词查到我的博客，向我约稿。我在业余时间曾给 7 家平面媒体写过专栏，不像现在做自媒体能自己做主，写成什么样就是什么样，当时还得经过媒体编辑的认真修改，有问题反复沟通，虽然过程很痛苦，但也收获颇多。

很多人觉得我蹭热点是一绝，这也是因为"果壳网"等专业科普平台会就热点事件让我当天出稿，久而久之就养成了我现在蹭热点的习惯，像春晚、3·15 晚会等特殊的日子我必然会出科普文章，这已经是 10年以上的"传统"了……

此后，伴随着不同媒介平台的涌现、公众接受科普习惯的改变，我也不停地在与时俱进地生产相关内容，累计已有 1500 篇以上文章、700 条以上视频，同时期做科普的人绝大多数都坚持不下去了，而我一直坚持到现在。

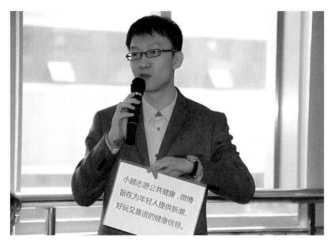

2012 年顾中一获北京卫生局表彰，分享经验

为什么后来从医院辞职做健康自媒体？

2016 年，我已经成了我们营养科里的二把手。

作为医院的中层管理人员，每周开行政方面的会议至少占用两个半天，下班之后最多也就只有 3 小时的可自由支配时间，而那年我的孩子出生了。如果我在医院工作的同时，又要好好地照顾家人，我根本不可能有时间去做大量的科普工作。毕竟平时写一个差不多的科普作品，我要花 4 小时左右的时间，如果是一些热点事件或者真的比较精致的内容，大概要花 10 小时的时间，也就是说，假如只利用业余时间，我可能一周也写不出一篇文章来。

我觉得做科普这件事产生的价值不亚于做一名临床营养师和管理人员，于是我选择离开医院，成为了一名全职的健康自媒体作者。

其实这也符合我一开始选择营养专业包括后来公共卫生专业的想法。我之所以在本科大二时选择营养专业，是因为觉得营养师职业本身离开医院也可以发挥作用，而且相比于其他临床医学的学科，营养学更多地在预防阶段就开始发力，把疾病遏制在发生前期。

辞职后做科普有什么特别的吗？

遇到的困难还是不少的。

首先，之前在北京卫视《养生堂》等健康节目当过嘉宾，作为专家经常接受电视台采访，但是离开医院之后，上电视的机会少了很多，毕竟很多健康节目都要求只能请公立医院等体制内的专家。

其次，我刚辞职时就是想做自由职业者，先在家里整整待了一年，那时候每天陪孩子差不多有五六个小时，但是后来发现这样投入工作的精力不够，养家糊口也有点困难。

所以我后来又专门租了一个办公室去上班，每天工作 10 小时以上才能保证稳定的内容产出，辞职两年后才招了第一名员工，又过了一年招了第二名……如今我的团队除了我还有 6 个人，两位文字编辑、两位视频编辑、一位运营、一位商务。

做 IP 有什么心得？

要有品牌意识

首先得有品牌意识，抓住机会打造自己的品牌。

为了解决公众信任度、认知能力有限的问题，建立一个可信、权威的独立个人形象也是一种技巧，当然这也需要个人持续性地产出和维护，一般人难以坚持。同时，也要学会一个人面对广泛的质疑，如有错误应及时回应和改正。

要下大力气发挥自己的特长，而不仅是靠平台、机构。可以试着做点不一样的东西，有本叫作《定位》的书就不错，推荐大家学习。

我毕业之后，很幸运地踏入了北京友谊医院营养科，从事我梦寐以求的临床营养师的工作。营养科普的工作实际可以做得非常细致，可是这部分人力付出是不能在公立医院的诊疗体系中得到回报的。但我确实想要利用我的专业多做点事，所以我就开始自己印刷宣传教育材料、制作程序，线上线下通过一系列渠道推广营养知识。我讲座的 PPT 也做得非常用心，无论是设计还是美感，抑或是各种网络工具的应用都得到了提升。

与传统的营养学专家们相比，虽然我讲得可能不如他们那么好、认知水平没他们高，但是可能我的作品"显得更专业"，选题也更接地气，这种错位的竞争也让我有了更多的机会。例如，2009—2013 年，我的比较稳定的"盈利"模式是被各单位请去做健康讲座。

做科普一方面是要保证自己的专业、权威，另一方面要注意：要让别人意识到你这个人很可信。在我微博粉丝不到 100 万的时候，其实都没在网上写我是北京友谊医院的营养师，当时我就有自信，凭借靠谱、新潮、好玩的内容来获得大家的信任，而不是依靠医院的名头。当然头衔也是有意义的，在别人可能没有精力、没有能力辨别你内容的情况下，可以通过你的头衔增加你的可信度，降低认知成本。如果做到了一定程度，头衔就是次要的。所以最终独立出来做一个营养师时，虽然脱离了机构的羽翼庇护，但我心理上并没有感到恐惧。

从低成本方案开始

总体来说，健康科普并不需要打磨得特别完整，要有成本的意识去持之以恒，只要你向公众、向社会产生的价值足够高，也终归会有一些回报。

我觉得比较好的思路是：通过生产比较实用的内容让别人有收获。只有激发出需求，转化率才会提高。特别是在有大量同质化免费内容的情况下，我觉得对于健康类内容产品来说还是实用性最重要。因此，在资源有限的情况下，把内容打磨得简洁一些可能会更好。例如，多使用软件代替人工，利用信息产品复制零成本的特点高效生产内容。

做科普这件事情，最好还是要从年轻开始，可以以此为机遇让你得到锻炼。同时年轻人无论学习能力还是精力都是比较旺盛的，也更容易坚持下去。当然回首那时候写的一些科普作品，有的在数年后简直让我羞愧得无地自容。也正是因为起步很早，我把自己的位置放得很低，一直很虚心，错了就错了。用了五六年的时间，也逐渐让我的心智得到了锻炼。这对于我后来在社交网络阶段，无论面对何种攻击，也仍然持之以恒地输出是很有关系的。

要多借鉴传播技巧

做科普是要学习"十八般武艺"的。

首先，科普本质上是一种传播工作，需要学习大量的传播学、市场营销等方面的知识，因为新媒体面对的受众大多不像求医问药的人那样带有很强的动机性，这就需要科普工作者抓住特点打磨作品。

其次，作品需要有"延伸"能力，我写的科普文章常常都会附上参考文献，因为很多人并不是为了获得一个简单的指导建议，还想了解背后的科学知识，甚至增加一点谈资。

贴近读者

我最主要的心得就是得和公众直接接触。

我有一个比较简单的选题技巧：看有没有网友 @ 我、希望我解读一些内容。一天之内如果有两位以上的网友就同一个话题想要我进行解读，那我做一下介绍，这样往往就很有意义。这种情况下，最终的作品也比较受欢迎。

给出行为建议

健康教育作品在最后一定得直接给出行动的建议。

不给行动建议，读者会不知所措，看了半天觉得只是知识性的内容，会觉得没有收获。最好尽可能地和读者的处境相结合，再搭配场景化的信息。内容要尽量简洁，与其讲很多内容，不如只讲一点，偏长的内容最后可以再重复一下要点。

传播和生产是互相影响的

我认为在互联网时代，一个科普作品生产和传播不是完全割裂的，传播过程本身也是作品的一部分，早在 Web 2.0 时代就强调互动性，一个议题的科普必然是持续的。要想传播得好，还可以参考传播学的"5W"理论，即使不能完全运用这套理论，那也最起码应该认真起一个标题，然后找一些人测试并收集反馈。而且传播效果完全应该反过来影响创作者的内容生产过程。

参考现代工业生产内容

我觉得科普作品和其他消费品的生产过程没有太本质的区别，创作者可以凭借魅力、素养、匠心打磨作品，也可以参考互联网思维，利用边际成本为零的特点，快速迭代。不必追求完美，根据数据进行复盘，了解用户的需求，认真改进。

通俗易懂讲故事

传播学、心理学甚至是市场营销的很多技巧是可以借鉴的。研究发现，受过良好教育的人们往往会更相信依靠自己的能力来评估科学主张，面对科学争议，人们无所适从的时候也倾向于相信容易理解的一方。这就要求科普工作者在进行表达的时候应当注意语言的通俗易懂，这样可以让人感觉到比较踏实。

我在作为科普比赛评委的时候经常审阅非本专业的作品，一般都会建议尽量少用专业名词，或者至少打个比方，或者通过故事来说明，这样传播效果会好很多。看过 TED 演讲的人都会发现，往往演讲者都会先讲一个发生在自己身上或者遇到过的一件事，虽然绝大多数情况下个案在科学角度意义并不大，但人类无数年来学习知识的方式其实就是听故事。写出一个好的故事也更容易抓住大家的注意力，因此科普工作者甚至可以去学习一些编剧知识。

公开透明

作为科普工作者，应当承认价值观的差异，以公开透明的态度来解决分歧。科普工作者可以把精力放在设计传播方法流程上，找到一个比较稳妥的操作准则，如注明参考文献，公示利益相关方，注明适应人群，主动区隔哪些是基于科学的事实、哪些是受到价值观影响的观点等。另外，跨行业交流时也需要明确各种术语的定义，非常清晰地界定操作方法，以免造成误导。

重视互动

站在比较高的层面，诸如环保与经济发展等很多社会科学问题是相互作用、相互矛盾的，科学家也会面临很多不确定性，很多时候需要将公众审议与科学分析结合起来，彼此信任。公众参与也是科学传播的一种形式，很多话题可以在社交网络上讨论，让公众参与其中，不应设置明显的分界线。专业人士与外部人士共同进行科学政策的交流，既是挑战也是机遇。

平时我微博上的几乎所有评论我都会看，对留言中的很多问题都认真回复，同时我也可以根据留言和评论来写新的作品、改进不足。

量身定制

目前科学传播领域已经有了比较推荐的作品生产流程：

（1）由专家制定人们进行决策所需要的背景信息。

（2）抽样调查大家的信息储备，获得作为一个外行进行决策时的分析模型。

（3）比较专家模型和外行模型之间的差别。

（4）根据传播对象的认知特点、行为模式等进行传播方案制订。

……

总之，科学传播一定要紧贴受众个人情况，甚至随着人工智能的发展，未来的科普信息也可以针对个人生产、剪裁、投放、跟踪。

娱乐化

科普作品同样可以借助流行文化的形式和元素，如动漫、影视剧等，甚至"标题党""蹭热点"也是打通渠道的重要技巧。

碎片化

很多时候专家的直觉是不可靠的，可能会误解公众关心的内容，给出不必要的复杂信息，倒不如精简核心信息，以碎片化的形式去呈现。一张图片、一句口号所带来的行为改变、给人们留下的印象可能并不亚于一本书，生产和传播的成本却比较低。

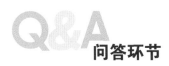

问答环节

Ⓠ 下决心从医院出来做一名自由营养师有什么契机？

这个想法是由来已久的。在微博粉丝不到 100 万之前，我没写我是北京友谊医院的营养师。

当时我就有自信，凭借靠谱、新潮、好玩的内容来获得大家的信任，而不是依靠医院的名头。所以我对自己独立出来做一个营养师，脱离了机构的羽翼庇护，心理上并没有感到恐惧。我觉得科普这件事的价值不亚于做一名临床营养师和管理人员，我于是选择了离开医院，做一个全职的健康自媒体作者。

Q 优秀作品是否一定会叫好又叫座？

我觉得关键是看谁来评判，怎样算"好"？科普作品的好坏不能仅由专业人士说了算，如科普大赛中评选出的获奖作品，它肯定是好作品，但是不见得可以带来好的传播效果。

Q 你认为什么是优秀的科普作品？

第一，专业性内容得没有硬伤。

第二，能让人看得下去，看完之后能够获得相关的知识点和技能。

第三，要注意内容的传播性，例如通过一些技巧或者利用一些科学知识以外的资源使它被更多的人接受。

满足这三点的就是优秀的科普作品。

Q 如何看待高大上的科普和与观众打成一片的科普，两者是相互矛盾的吗？

答：我理解的高大上的科普可能是科普工作者花大力气制作，但是读者难以理解、看不懂的科普。

有的时候，我也会看其他领域的一些科普，遇到看不懂的我会多琢磨几遍，最后由衷地感慨人家做得真好，同时惋惜影响范围不大。

包括我身边有一些动画制作公司，它们花了数万元甚至数十万元预算做的科普视频效果非常棒，也有一定的故事性，通过动画效果把一些科学原理也解释得非常清楚，但是大家就是不爱看，发到网上免费给别人看，播放数据也远不如一些很有噱头的博主随便乱说的视频。

　　因此，两者之间肯定有一定的矛盾。如果将科普内容写得浅，潜在受众就会更广，这是一个必然的规律，所以从这一点来说，两者之间的矛盾是很难克服的。

　　例如，有的时候我用一个月做了一期视频，是我想说的有争议的内容，但是效果还不如我吆喝几嗓子抛出的几个知识点的视频传播效果好，而且实际上后者也是有意义的，两者都有其存在的价值和意义，应该兼容并蓄、取长补短。

如何找到让公众喜欢的话题？

　　这是比较矛盾的，因为有些话题可能关注的人多，但是讲的人也多。可能对于我来说，还是想找一些有争议的、大家比较感兴趣的话题。另外，还需要捕捉一些比较新的、比较热点的话题，即使我的作品做得不尽善尽美，表达也有所欠缺，还是会广受用户好评，满足用户的需要。

你对做优秀的科普有什么经验？

　　我做了很多年科普，有一次跟一个作家交流，他觉得我的作品写得不够有意思，应该更有文学性，多一些故事性。我跟他说，十年前，我给一些杂志写专栏，大多是半个多月交一篇稿子，那必然是字斟句酌，最多的时候可能一个月需要写六七篇专栏，这已经是极限了。

　　但是现如今我发现还是需要控制一下成本。为了保证内容可靠，面对一个问题，我需要进行认真梳理，查阅相关的文献资料，选择比较好的信源。这个过程可能要花三四个小时，如果遇到不了解的领域中的问题可能需要接近十个小时。但平时读者真的需要这样的内容吗？因为很多我的读者是想了解一个可靠的信息，听我给一些实用的建议就可以了。我写得"干"一些，简洁一些，反而可以降低双方的交流成本，所以最近几年我才能写出一千多篇科普文章，制作几百条视频。我的生产成本降低之后，我的经济压力也没有那么大，也可以避免我"恰烂饭"之类的行为。最终我可以在做科普的这条路上走得更远，带给大家更多的科普作品。

第五节 | 陈志成医生：
在不断试错中前行

　　陈志成，1991 年出生于中国的黄花菜之乡衡阳市祁东县，他是湖南中医药大学第二附属医院肾病科的主治医师，也是一名健康科普工作者，其个人自媒体 IP 自 2019 年 8 月起步。他基于专业知识和大众最关心的健康问题，找到健康 IP 的差异化定位，持续输出有理、有趣、有用的科普内容，将科学严谨性与大众普适性相结合，让短视频的场景、对话、故事、情感更有代入感地去呈现。他以幽默的语言表达、爽利的个人风格，赢得了众多网友的信赖。经过近四年的不断努力，陈志成在抖音平台已积累了 880 余万粉丝，全网累计粉丝突破 1000 万，入选"科普中国"科普专家，并当选了中国健康促进与教育协会健康传播分会委员。

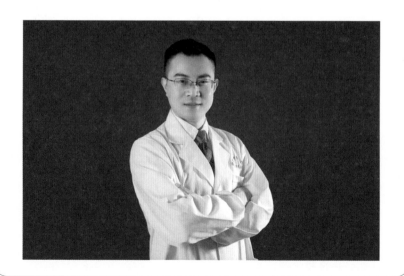

为何要在抖音做网红？

做自媒体的想法很早就有，但当时根本不知道自己该做什么、能做什么。后来，一位朋友介绍我看了一部名叫《秘密》的电影，这部电影是根据一本同名图书改编而成的，它所讲述的吸引力法则对我的启发非常大，让我感触良多。

当时的我像是发现了新大陆一样异常兴奋，内心充满了喜悦，整整一夜都没有睡着觉，觉得它讲得太有道理了。影片采访了许多作家、哲学家和科学家，让他们来叙述：一件事情，只要你自己坚信能做得到，它就会沿着你所希望的方向去发展；相反，你越是怀疑，就越会真的一败涂地。

看完之后，我在内心告诉自己，只要开始行动，我就已经成功了。于是我启动了这个吸引力法则，给自己定下了前进的目标。但是，目标是有了，总要有个具体的项目去实现它。当时有三个想法：一是做微信公众号，二是出一本书，三是做短视频。

除了自身的规划，作为医生，我在日常的工作中就常能感受到科普的重要性，门诊遇到有不少患者的医学素养其实是非常低的，很容易在网络上接收一些具有误导性、局限性的科普信息。我认为自己有责任花一些时间做严谨的、以科学研究为基础的科普，去影响更多的人，让更多的人避免被错误的信息所误导。让更多老百姓获益，这个是我做科普的一个初衷。希望借助媒体、新媒体的力量，打破地域和资源的局限，向更多的人传递健康理念。

如何做好健康IP？

说到医学，很多人对医学的认识都是"无趣"。英国物理学家霍金在谈到《时间简史》这本宇宙科学著作时曾说："公式越多，购买的人数就会越少。"如何用通俗易懂、准确、严谨的语言让大众了解这些枯燥无味的科学知识，是每个健康科普工作者必须面对的问题。

从我自身视角出发，基于任职科室，医生在定位上有自身独有的标签。难就难在你如何在自己的细分科室下，找到自己的差异化定位去输出科普内容。差异化其实就是我们身上最简单的一个特色，让我们能够区分于他人，迅速被大众所接受，并产生深刻的印象。

有句话说："如果一个人有很多特点，那么等于没有特点。"如果一个人的特点不能够用精辟的语言表达出来，那就没办法像利剑一样，直达他人的内心，影响他人的认知，从而就不具备所谓的特色。

每个人的天赋是不一样的，找到自己的天赋，结合自己的兴趣或爱好去强化，然后打造最适合自己的差异化内容，才是一个真正能够长久持续的差异化表现。

此外，和很多其他类型短视频相比，医疗健康科普最重要的是准确性，其视频背后付出的也就更多。

我们所说的每一句话都要有相应的理论、数据支撑，要有相应的科学依据，甚至有时候需要自己对一些证据进行比较。尤其是科普生活习惯、饮食健康这方面内容，它背后涉及的知识内容很是琐碎，查证起来也要花不少时间。

内容确认之后，不能直接输出给大众，要考虑互联网用户需求，如何让视频的场景、对话、故事、情感更有代入感地去呈现。我经常晚上睡觉前躺着思考我诊断过、治疗过的某些患者，想想他们的经历，想想他们所处的场景，思考大家需要什么样的健康知识与内容。

在内容形式和结构上，也要考虑抖音的算法机制，怎样用抖音的算法机制来打造爆款文案。首先要分析同行的视频为什么会爆。可以从四个维度来分析——标题、内容、背景音乐、场景。

碎片化内容消费时代，网民（特别是在抖音上的用户）表现得更加

"急切"了，可能眨眼的工夫可能就把你刷过去了。

所以标题要抓住大家的眼球，抓住大家的痛点。抖音有一个 3 秒钟原则，如果 3 秒内内容没有抓住读者的眼球，那很有可能就会被划过。

视频内容要有干货，要让用户觉得视频内容有用，看这个视频没有浪费时间。做科普类短视频，背景音乐不是很重要，但是如果你觉得需要增加氛围的话也可以加一点背景音乐。

提高视频的完播率，视频要简单有力，干货的输出要密集。怎样提高视频的点赞率？首先是视频内容干货多，其次是共情感。干货多的视频更容易被转发，实现裂变增长。

正是因为有了这些思考，我在做短视频的路上少走了很多弯路。

科普之路漫漫

一个优秀的医生一生可以救成百上千个人，但通过科普，能让成千上万人防患于未然。做手术是治疗疾病，但只能在有限的时间服务有限的患者，而科普的社会意义更大，通过互联网的蝴蝶效应，把专业的知识传递给更多的人群，让更多的老百姓从中受益。

医学科普的重要性不言而喻。2020 年，新冠病毒感染疫情严峻，广大医护人员日夜坚守一线，同心战"疫"，当时我在自媒体上也陆陆续续传播一些抗疫知识，令我印象最为深刻的，有位江苏昆山的粉丝看到我们在医院抗疫的视频，深受感动，想要驱车来到湖南帮助我们共克艰难。收获感动之余，我也深刻明白医务工作者被赋予的使命和自己身上的担子。

抗击新冠病毒感染疫情有关的科学普及给公众留下了深刻印象，改变了很多人的行为，深刻影响了全民防疫的成效。但同时也有很多不实的信息出现，面对纷繁复杂的信息，老百姓由于缺乏鉴别力，很容易上当受骗、误入歧途。也有很多别有用心的人为了私利而传播伪科普，包括很多让人大跌眼镜的谣言的泛滥，都显示出科学传播从构建认知到落实行为并非易事。

具有专业知识和技能的医生要敢于"亮剑"，去伪存真，粉碎谣言，及时回应公众关切的健康问题，提升健康科普信息质量，减少和消除虚假健康信息的影响力，净化健康科普传播环境，铲除谣言生存的土壤。

靠谱的健康内容想要被公众关注到，就需要了解并采用公众获取信息的媒介平台和渠道。要被公众理解和接受，其表达方式应在公众可领悟的范围内；要被认同，就得换位思考，多听公众倾诉，从他们的角度来寻求理性思辨和情感接受的切入点。要落实到行动，就要具有可操作性，采用步步为营的方式来做。

这条健康科普之路虽然漫长，但伴随着责任与热爱，也意味着未来会有无限可能。

在不断试错中前行

我的健康科普之路并非一帆风顺，其中遇到的困难五花八门，包括平台规则变动带来的挑战，还有精心准备的作品无人问津时产生的"自我否定"。

比如流量问题，起初阶段我还不明白账号流量是怎么回事，初期我大多以技术思维为底色，总是关心新的诊疗技术、手段、术式，更讲究如何为大众带来新的东西与概念，这种思维让我屡屡碰壁。

新媒体行业一直以来都是一个变化极快的行业，在最近几年，变化的频率进一步加快，在走了很多弯路后，我突然后知后觉地意识到，自己从来没有真正关心过流量。短视频，在某种程度上它与图文、音频一样，都是内容。内容的本质是什么呢？是流量。无论是健康内容还是娱乐内容，实际上都是在制造流量，不同的是使用不同的方法获得更有价值的流量。

我个人认为，短视频的本质还是娱乐属性，并不是学习、获取知识的主要平台。估计没有人会通过在抖音上的学习获得职业证书和专业认证。

比如在短视频平台上，如果你发布一条《肾病综合征急性肾功能衰竭治疗》的作品，随便找个人问一下，当他刷到你的这条作品时会是什么反应？大多数人都会表示基本上看都不会看，一秒就划走了。

当算法检测到"你自认为的优质作品"没有用户停留、没有完播、没有互动时，那这在某种意义上就是"垃圾"作品，怎么可能会获得系统的更大的公域流量的推荐？哪怕是一些我熟悉的在其他图文平台做得很不错的医生，初在抖音这类短视频平台上做类似的知识类分享，根据算法推荐机制和内容分发策略，也没有得到太多的流量眷顾，没有获得太大的生存空间。

在短视频平台上，我们熬夜"爆肝"老老实实整出来的干货健康知识分享，很可能远不及你直接对着镜头说一句："大骨汤根本就不补钙"。在视频的一开始就要把你能带给用户最直接的价值告诉用户，让用户因为想要获得这个东西而看完视频。而且这种提供价值的短视频开头是最简单，但也是最有效的留住用户的方法。

究其本质原因，短视频还是一个让人们娱乐、放松的平台，千万别让用户动脑子，我们要学会"干湿"结合。先通过"湿货"，用一些并不高深的内容打造爆款内容来出圈，以获得粉丝增长，去给你撑门面；再通过"干货"、有深度的内容去沉淀粉丝，提升价值。

另外还要考虑账号标签有没有打上。标签可以定位精准用户，推送到流量池。可以用朋友账户测试你的账号是否打上了标签，点开抖音主页私信，看是否有医生的账户推荐，如果有医生的账户推荐，那就是已经打上了健康的标签。账号的权重问题也要考量。不同权重的账号，推入的流量池是不同的。怎样去打造一个高权重的账号？你发布的视频内容是需要垂直度的，根据你的定位来，一直发布垂直类的视频而且要确保视频没有违规内容，可以提升账号权重。

一枝独秀很好，若能树木成林更好

现在人们接收信息的渠道越来越多，人人都是可以做自媒体的，希望未来更多专业医生加入科普大军。对于刚刚投身科普事业的科普工作者，我也有 4 点建议分享给大家。

第一，要花更多精力在本职工作上，更多积累自己的专业知识，打好基础是根本，专业知识一定要扎实。

第二，要有"网感"，爆款内容从来都不是一蹴而就的，但好的"网感"能够提高我们制造爆款的概率，能帮助我们打磨适合自媒体的健康内容。

第三，要持之以恒，把科普当成像锻炼身体一样细水长流的"爱好"来做。

第四，用心去做内容，把自己的真实故事分享给大家，独立对外输出内容，则是自我心智成长的开始。

科普之路，是为自己树立内在价值的必经之路，在这个过程里，我们不用把太多的目光投向外界，而是关照自身的周遭，一点点捕捉那些平日里的感受、思考，并将其变成一段话、一篇文章、一个短视频，让大众看见我们的诚意。通过网络平台这种相对轻松愉悦的环境进行医患沟通，拉近医患距离、打破信息差。

希望在未来的共享时代，越来越多的普通老百姓能够更加方便地获取专业的健康知识和医疗服务，越来越多的健康专业人员能够更有尊严、更有动力、更有能力做一名新媒体科普工作者，共同努力去创造朝气蓬勃、郁郁葱葱的健康科普大森林，形成良性循环的健康科普大生态。

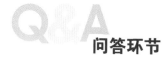

问答环节

 你认为如何提升IP影响力？

我认为打造自己的IP本质上是一个设法增加个人影响力的过程，让那些人愿意看你的、听你的、关注你的，获取大量用户的注意力。而且我们需要把每一条作品看作一个知识产品，先洞察用户兴趣与需求来决定写什么，再利用平台运营规则，打磨短视频的标题、内容、封面、开头语等多处细节，选择发布时间，引导用户转发、评论、点赞，采取与用户互动等方式来提高作品的整体阅读量和传播度。

 如何输出科普内容？素材来源有哪些？

我认为起步阶段，切入的话题角度要小。就某一垂直细分领域的健康科普问题要抓住一些平台稀缺的内容，专门深挖别人写不出的问题，并源源不断地将问题讲清讲透，才能迅速找到目标受众，获取粉丝信任，挖掘出粉丝真正需要的内容，用户黏性也会更高。

此外，要擅长结合时事热点，注意某个热点事件与医疗健康领域的结合度，从医生的角度出发表明态度，如发生某些交通热点事件，我们可以输出急救知识。但注意坚守底线，切勿"吃人血馒头"。

与此同时，利用各类工具，如各个平台的热词分析、关键词指数等，去挖掘粉丝群体的需求。

 如何长期坚持下来？

我们不能总是把自己局限在一种思维方式里，而是要让思考问题的方式像树根一样不断地寻找养分、吸取养分。在做科普的过程中，不同的内容创作能够带来不同的快乐和成就感，它教会了我不一样的思维方式，让我发生了不可思议的变化。

输出内容更是收获成就感最重要的一环，需要长期持续地输出内容，唯有笔耕不辍，如流水一般滔滔不绝，日积月累，才能初见成效。

我希望未来能继续把健康知识传递给更多的人，特别是广大乡村的中老年人，帮助他们增长健康知识、提高健康意识。这也是一件可以实现人生价值的很有意义的事。

第三章

打造大健康 **IP**——机构篇

第一节 | "健康中国"政务新媒体：迎"疫"而上

　　"健康中国"政务新媒体平台是由国家卫生健康委主管、健康报社主办的国家级官方政务新媒体平台。面对新冠病毒疫情，"健康中国"政务新媒体平台及时准确发布政务信息，进行形式丰富、内容多样的防疫科普宣教，注重政民互动，切实提升信息发布、解读回应、办事服务的整体水平，为公众提供优质的服务，切实增强了公众的获得感。

　　截至 2022 年年底，"健康中国"政务新媒体平台粉丝总量超两千万，累计发稿上万条，策划话题词阅读量超过百亿，总浏览量上千亿。"健康中国"政务新媒体平台荣获国家新闻出版署 2021 年中国报业深度融合发展创新案例、中央网信办"五个一百"网络正能量榜样建设者、中央网信办"走好网上群众路线成绩突出账号"等多项国家级奖项。

政策发布的扩音器

　　2020 年伊始，新冠病毒来势汹汹，疫情事态紧急，信息纷繁复杂，网络舆情瞬息万变。疫情暴发的初期正是春节假期临近之时，很多人都有返乡探亲的计划，面对未知的疫情形势，人们非常焦虑不安：疫情会不会扩散？会有哪些举措出台来应对这个突如其来的病毒？怀揣这些疑问，公众想要在第一时间获取权威信息的诉求非常强烈。

　　从抗击非典到防控 H7N9 型禽流感，我国应对突发公共卫生事件的经验表明，只有及时准确发布权威信息，让公众获知疫情防控的最新态势、政策措施和工作进展，满足公众的知情权，才能最大限度地安抚公众的焦虑情绪，正向引导社会舆论，在疫情防控阻击战中牢牢掌握主动权。

国务院办公厅 2018 年 12 月印布的《关于推进政务新媒体健康有序发展的意见》中明确指出：要把政务新媒体作为突发公共事件信息发布和政务舆情回应、引导的重要平台，提高响应速度，及时公布真相、表明态度、辟除谣言，并根据事态发展和处置情况发布动态信息，注重发挥专家解读作用。

政务新媒体不受时间空间的局限，可以利用新媒体传播速度快、容量大的优势，打造信息发布的重要阵地，切实推进政务公开。作为国家卫生健康委官方政务新媒体平台，"健康中国"政务新媒体平台肩负着推进政务公开、强化解读回应的责任。围绕疫情防控期间的公众需求，立足政务新媒体职能，"健康中国"政务新媒体平台必须坚持及时、高效、权威、准确的原则，发出权威声音，提高响应速度，积极做好信息公开工作。

面对新冠病毒疫情，"健康中国"政务新媒体平台的团队迅速集中优势兵力，启动应急排班机制，精心梳理内部工作流程及审核、发布流程规则，调配精干力量 7×24 小时工作，随时响应，现场值守与远程支援"双管齐下"。疫情防控胶着时期，"健康中国"微信公众号、微博、客户端等各端口日均发稿量达 40 篇，极大满足了公众对疫情进展、重大文件、权威解读等政务方面的信息需求。

2020 年 1 月 21 日至 2022 年 12 月底，"健康中国"政务新媒体平台每日早间从国家卫生健康委应急办公室获得最新疫情数据后，第一时间通过微信、微博、App、学习强国、今日头条、百家号等多个平台，向公众通报截至前一日 24 时的全国新冠病毒疫情最新数据，包含新增确诊病例、现有确诊病例、累计报告确诊病例等，连续近三年做好政务公开工作，从未间断。

公众关切的重大政策文件，如《新型冠状病毒防控指南》《中国 - 世界卫生组织新型冠状病毒肺炎（COVID-19）联合考察报告》《新冠疫苗加强免疫接种实施方案》《新型冠状病毒感染"乙类乙管"疫情监测方案》等，"健康中国"政务新媒体平台都在第一时间进行编辑、发布，并精选一些公众关切的政策文件进行图解、一图读懂等可视化加工，便于公众阅读与理解。

"健康中国"政务新媒体平台持续做好国务院联防联控机制新闻发布会重点宣传工作。围绕国务院联防联控机制新闻发布会核心内容制作主题鲜明、时效性强的一图速览，便于公众及时了解疫情防控权威信息；实现新闻发布会全程视频直播，打造新闻发布会预告海报、视频直播、文字实录、一图速览、短视频等全媒体发布格局；强化组织保障，根据新闻发布会召开时间，确保双休日及工作日下班期间，内容编辑及可视化产品制作高效及时。

"健康中国"政务新媒体平台的政务类发布取得了极佳的传播效果。健康中国微信公众号粉丝突破 400 万、微博粉丝量突破 700 万（图 3-1）。"健康中国"主持的微博话题词＃健康发布＃阅读量超过 60 亿（图 3-2），

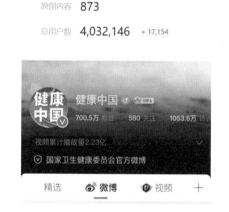

图 3-1　"健康中国"微信公众号粉丝突破 400 万、微博粉丝量突破 700 万

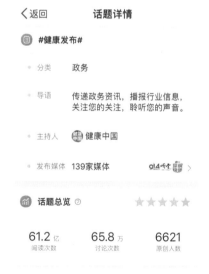

图 3-2　"健康中国"主持的微博话题词＃健康发布＃阅读量超过 60 亿

部分单条微博阅读量过千万，评论区经常有网友留下正能量评论，发出"武汉加油""中国加油"的暖心鼓舞。

疫情谣言的粉碎机

网络为信息传播带来便利的同时，也出现了断章取义、道听途说、鱼目混珠的不良传播现象。囤板蓝根、熏醋一度被渲染成为预防的"黄金组合"，电吹风消毒、吸烟预防新冠病毒感染等不正确的防控方法，也通过社交网络大肆传播、混淆视听。

真相本身不造成恐慌，真相的缺席才令人恐慌。"健康中国"政务新媒体平台主动出击，用真相粉碎谣言，引导公众走出对疫情的认知误区，搭建卫生健康专业领域与公众之间信任的桥梁，让公众了解正确的防控知识，科学做好防护。

疫情防控期间，"健康中国"政务新媒体平台在微信开设"新型冠状病毒科普知识"专栏，累计发布超过 500 条新冠科普知识，内容涵盖疫情期间的正确消毒法、口罩佩戴、疫苗接种、核酸检测、出行安全、合理膳食、心理健康等话题。2022 年 5 月，该专栏荣获第 33 届中国经济新闻大赛融合报道类三等奖。"健康中国"微博发布"不宜用酒精给口罩消毒"等辟谣内容，主持的 # 健康科普汇 # 话题词阅读量超过 15 亿。

"健康中国"还联合中国政府网、中国疾控中心，汇集公众关心的200 个新冠科普问答，推出新冠病毒疫情防控知识库（图 3-3）。这个线上知识库包含200 个科学问答、权威求证、答网友问三大项实用功能。"权威求证"功能专门为粉碎谣言而设置，以问答形式，让公众掌握正确的新冠病毒防控知识。这个栏目选取的问题围绕公众日常生活，比如"电吹风对手和面部吹 30 秒可以消毒？""熏醋可以预防新冠？"答案则短小精悍、不超过 100 字，符合公众的手机阅读习惯。当公众在

朋友圈、家族群、网络上看到各
种关于疫情防控的讨论，无法辨
别真假时，可进入知识库进行查
证。除了可以在微信小程序上阅
读这些辟谣内容，还可以保存图
片到手机，方便用户分享。

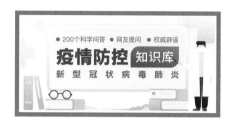

图 3-3　新冠病毒疫情防控知识库

惠民服务的先锋队

随着防控工作的有序推进，公众对新冠病毒疫情便民服务的需求点
也在不断变化。打赢疫情防控的人民战争，仅靠卫生健康系统单打独斗
是远远不够的，动员全社会参与其中至关重要。打造足不出户便可享受
的医疗健康服务，真正便民惠民，是"健康中国"政务新媒体平台一直
以来的努力方向。

"健康中国"政务新媒体平台一直重视渠道创新与合作，疫情防控
期间梳理了全国各省发热门诊与定点医院海量数据，与中国政府网联合
推出了发热门诊与定点医院查询、疫情防控知识、答网友问、孕妇定点
医院查询等服务，还与多家机构合作推出多种惠民服务。"健康中国"
充分利用新媒体的优势，通过创新合作，将公众需要的服务送到身边、
送到眼前。

"健康中国"政务新媒体平台联合腾讯健康发布"新型冠状病毒感
染的肺炎医疗救治定点医院和发热门诊导航地图"（图 3-4）。这份地
图覆盖 31 个省、自治区、直辖市及新疆生产建设兵团，涉及 363 个城
市的千余家医疗救治定点医院和万余家发热门诊，并根据疫情防控变化
随时更新。公众可以在微信"搜一搜"搜索"定点医院"或"发热门诊"，
即可快速获得该地图，使用导航前往。

"健康中国"政务新媒体平台与百度地图合作，上线了覆盖全国

300 余个重点城市的"发热门诊地图"（图 3-5），公众可通过"健康中国"客户端或百度地图 App，一键查看全国的发热门诊及医疗救治定点医院，帮助公众就近就医，避免交叉感染。

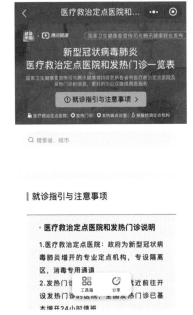

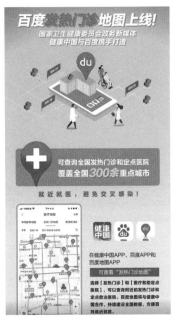

图 3-4　新型冠状病毒感染的肺炎医疗救治定点医院和发热门诊导航地图

图 3-5　"健康中国"与百度合作的发热门诊地图

　　为了在疫情防控期间帮助大家预防与减轻疫情所致的心理困境，方便公众及时得到心理援助服务，"健康中国"政务新媒体平台联合国家精神卫生项目办公室汇聚了全国心理援助热线数据（图 3-6），与中国政府网联手开发了心理援助热线查询应用，该服务覆盖了 31 个省、自治区、直辖市，涉及 300 余条心理援助热线。此后"健康中国"依托国务院联防联控机制新闻发布会及国家卫生健康委发布的相关政策文件，进行汇总编辑，与中国政府网上线了疫情防控知识、答网友问、孕妇定点医院查询等服务，上述模块都在微信小程序中以"疫情防控服务专区"的形式向大众展示。

"健康中国"政务新媒体平台第一时间编写了疫情相关答题上线学习强国"专项答题"题库——"新型冠状病毒感染的肺炎科普知识"专项答题，上线一周答题次数即达到 2000 万次。

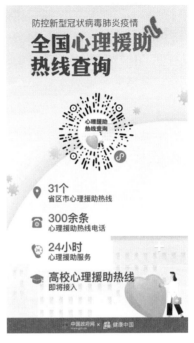

图 3-6　全国心理援助热线查询服务

"健康中国"政务新媒体平台与中国家医平台联合推出疫情权威知识问答，汇聚了以国务院联防联控机制新闻发布会、国家卫生健康委、中国疾控中心发布的多套指南与科普宣教材料为基础的 300 余道问题，在"健康中国"客户端上线，并面向中国家医平台 1000 余万签约用户及 16 万基层医生开放。随着更多患者陆续康复回家进行 14 天居家隔离，居家患者管理成为新的服务场景和疫情需求，双方联合开发出一套给家庭和社区家庭医生使用的互联网工具，用于居家隔离医学观察。

健康科普的主力军

贯彻实施"健康中国"政策，强化舆论宣传引导，增强社会普遍认知，普及健康生活方式，回应社会热点关切，增强群众的认同度，激发参与热情，为政策执行营造良好的社会氛围，是当前健康传播工作的重点，也是"健康中国"政务新媒体平台义不容辞的责任和使命担当。

"健康中国"政务新媒体平台特别强调新媒体的贴近性，根据疫情阶段、网友热议、留言互动、阅读数据等进行综合研判，有的放矢地梳理、传播、解读科学防控知识。"健康中国"微信公众号开设"科学防疫小贴士"专栏，针对疫情防控政策调整后的热点防疫话题进行科普，从预防、治疗和康复方面多角度满足公众对权威科普的需求，安抚公众的焦虑情绪，引导公众自觉遵守防疫政策，增强个人防护意识，为婴幼儿、孕妇、老年人等重点防护人群的健康保驾护航。

"健康中国"政务新媒体平台在微博发起 # 新冠防疫手册 # 计划，发布疫情防护科普知识，并引导医疗机构、医疗专家带话题 # 新冠防疫手册 # 发博分享防疫内容，共享信息互相鼓励，用网言网语让科普信息"声入人心"，以科学的态度和方法战胜病毒。累计 30 多个权威医疗机构、50 多位医疗专家、100 多家媒体参与分享防疫科普内容。话题累计阅读量超过 6 亿，内容多次登上微博热搜榜。

"健康中国"政务新媒体平台致力于切实提高权威科普信息的传播力、引导力、影响力，让健康知识通过多种传播手段"飞入寻常百姓家"。运用生动活泼、通俗易懂的语言，以及图片、视频等公众喜闻乐见的形式，满足了公众在疫情期间对科普知识的渴望，取得了不错的传播效果。原创图文、一图读懂、视频等内容被人民日报、新华社、中央广播电视总台等主流媒体转载。

同时，"健康中国"政务新媒体平台以群众健康知识需求激增为契机，积极开拓直播领域，现已形成"健康大家谈""医直播"等系列直播品牌栏目，在十余个头部流量平台同步直播，累计观看量达上亿次。截至 2022 年年底，"健康大家谈"已开展近百期直播，邀请到院士、院长、国家健康科普专家库第一批成员等知名专家参与线上直播并与亿万网友互动。直播内容整理成文字在"健康中国"政务新媒体平台和《健康报》《大众健康》杂志宣传推广。该直播项目通过国家级权威专家深入浅出的讲解，助力健康中国行动，帮助广大人民群众掌握健康知识、行为和技能。

为进一步推进健康中国行动，大力开展健康知识普及，推广新冠防控科普知识和文明健康生活方式，引导人民群众提高自我防护和健康管理能力，在全社会营造良好的"学健康知识、享健康生活"的氛围，新时代健康科普作品征集大赛吸引全国 31 个省、自治区、直辖市和新疆生产建设兵团卫生健康科普主管部门参与组织动员工作，累计上报作品近 3 万件，在"健康中国"政务新媒体平台进行展示传播量达 100 亿。

"健康中国"政务新媒体平台运维经验分享

如何定义政务新媒体，国务院办公厅在 2018 年 12 月发布的《关于推进政务新媒体健康有序发展的意见》给出了明确回答：政务新媒体，是指各级行政机关、承担行政职能的事业单位及其内设机构在微博、微信等第三方平台上开设的政务账号或应用，以及自行开发建设的移动客户端等。

如何最大限度地发挥政务新媒体在传播中的优势，是每一个政务新媒体运维者萦绕心头的问题。总结"健康中国"政务新媒体平台的经验，关键有三点：调性要权威，内容要贴近，形式要创新。

"健康中国"政务新媒体平台作为国家卫生健康委官方政务新媒体平台，政策性内容均来源于国家卫生健康委，从信息来源上确保权威性。同时，团队坚持内容"三审三校"，以规范为立身的基础，建立并完善编审流程和值班值守制度，严把政治关、法律关、政策关、保密关、文字关。例如，"健康中国"新媒体平台发布的科普内容，全部由国家科普专家库的专家审稿，把关稿件的科学性。

以"健康中国"微信公众号为例，发布流程如下：栏目编辑及相关负责人进行策划、编稿并发送预览，由健康中国传播发展中心相关负责人初审，再由新媒体内容管理团队审核，最终才能发布。这一套"三审三校"流程，提高了内容的准确性，避免了许多文字差错，保证编校质量。

政务新媒体是移动互联网时代党和政府联系群众、服务群众、凝聚群众的重要渠道，要走好群众路线就必须坚持内容的贴近性，让公众喜欢看。为此，"健康中国"政务新媒体平台瞄准用户需求，面向不同地区和受众群体，定向、精准地将卫生健康科普知识资源送达目标人群，满足个性化需求。例如，五一、十一等小长假及春运出行高峰，"健康中国"政务新媒体平台适时发布具有实操性的出行健康提示，提醒公众旅途中做好防护；在高考季、开学季、寒暑假等时间节点开展相关人群心理调适科普，教大家应对"假期综合征""开学综合征"。此外，"健康中国"政务新媒体团队还瞄准健康领域网络谣言，开辟"科学排雷"专栏，以"替你踩坑"的姿态，收集网友的困惑，充分发挥行业专家资源优势，注重权威科学与传播效果相结合，解析健康的流言和误区。

内容创新是新媒体平台运行的不竭动力。想要提升政务新媒体传播力和影响力，就必须持续推动内容及表现形式的创新。"健康中国"政务新媒体团队将长篇文字精简概述，集合简单、便捷、动感的新媒体技术，制作H5、一图读懂、宣传海报等融媒体产品，让网友愿意看、看得懂，并且有易传播的特点。此外，通过连麦直播、话题互动、创新视频道具使用、创意互动海报等多种形式，增加趣味性，吸引更多群众参与网上互动，助力公众健康素养提升。

当前，无论是在日常生活中还是在新冠病毒疫情这类突发公共卫生事件中，移动端已成为公众获取信息的主要渠道，尤其是疫情使公众更重视健康，获取健康类信息的需求激增。"健康中国"政务新媒体平台可谓生逢其时，抓住机遇谋发展，始终坚持权威性、贴近性、创新性，更新迭代，从单一图文形态发展到现在图文音视频融媒体发展、"两微一端"多平台及客户端、小程序同时发力的新格局。未来，"健康中国"政务新媒体平台将继续唱响主旋律、传递正能量，助力人民群众的健康素养提升。

第二节 "河南疾控"：
探索官方号"出圈"路径

"河南疾控"微信公众号（以下简称"河南疾控"）由河南省疾病预防控制中心主办，是粉丝量超过1000万的河南省乃至全国知名政务新媒体品牌。

"河南疾控"坚持及时发布权威信息，主动回应公众关切，在健康中国建设中起到了凝心聚力、打气鼓劲、解疑释惑的积极作用，持续排名全国疾控机构微信公众号传播影响力第一名、河南省政务微信影响力第一名、全国卫生健康系统前三名，走出了一条健康传播"出圈"新路径。

"河南疾控"如何从全国众多政务新媒体IP中脱颖而出？它的成功绝非偶然，依靠的是分工明确的运营团队、周密高效的审核流程、正经却不呆板的内容创作能力，以及全天候持续输出的发布节奏。

"河南疾控"的运营团队和发布流程

"河南疾控"内容定位于疾病预防控制、健康教育与促进等信息发布、解读和科普。"河南疾控"建立了专业的运营团队，涵盖专业内容生产者、通讯员、新媒体编辑、审核专家等，是一个链条完整、分工明确、朝气蓬勃的队伍（图3-7）。通过建立统一的科普宣传信息报送、审核、考核机制，发动中心各业务部门持续提供专业、科学的优质原创稿源和专业审核，确保传播内容的科学性、原创性。

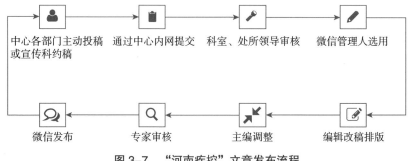

图 3-7 "河南疾控"文章发布流程

围绕健康科普主责主业，信息生产发布全天候

"河南疾控"聚焦群众关心的健康政策和科普知识，全天候开展信息的生产和发布。2022 年，"河南疾控"共发送文章 5675 篇，全年阅读量累计超过 5.8 亿。其中，阅读量达到"10W+"的文章共 2143 篇，占比达 37.8%；日均发文 15.5 篇，日均阅读量 158.9 万。

正是由于全天候地持续输出优质科普内容，发挥了政务新媒体信息发布时效性、可及性、服务性的特点，"河南疾控"起到了较好的政策解读、解疑释惑和科普宣传的作用，受到公众的持续关注和信赖，粉丝量不断攀升。

创新表达语态，正确引导网络舆论

在当前的新媒体时代，网络受众更倾向于进行平等的、互动式交流，但众多的官方新媒体账号常因模板化、僵硬化的宣传使人们敬而远之，正经、严肃成为官方号的标签，刻板的说教方式、高高在上的姿态势必使其宣教效果大打折扣。为打破这种刻板印象，"河南疾控"一直致力于探索解决如何消除与网友间的隔阂与距离、如何让健康科普知识更易于被公众所接受等问题，在内容生产方面不断增强用户思维和互联网思维，努力实现精准传播和个性化服务，尝试建构"破圈"的优化路径。

在日常的健康科普文章中，"河南疾控"通过在内容编辑和标题设置中加入轻松活泼、通俗易懂、幽默诙谐或具有网感的表达方式（图3-8），丰富账号在日常科普宣传中的表达语态，使整体内容更加灵活生动，增强吸引力的同时也拉近了与用户的距离。

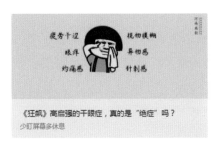

图3-8　"河南疾控"部分标题和封面设置

作为官方账号，"河南疾控"尝试从立意旨趣、话语框架、宣传角度、传播形态、修辞策略等方面建构新的话语体系，去适应新的传播媒介、新的传播规律、新的受众喜好，创建具有亲和力和沉浸式的传播场景体验，不断增强话语表达的年轻化、传播形态的多元化、场景体验的可视化，表达俏皮、富有张力，不打官腔，强化标题动感、情感和动员效果等，从实践中不断探索用什么方式说、用什么口气说、用什么姿态说更能被公众所接受，提高信息传播力度，掌握舆论引导的主动权。

以用户思维为主导，真诚主动回应公众关切

实用性、贴心化、交互式的信息类型更受公众所需要，政务新媒体账号需要在内容和表达形式上充分考虑用户需求，以真诚的态度和服务意识，通过走心、接地气的姿态，真正与用户建立良性持久的互动关系，搭建起与用户沟通的桥梁，收获公众持续的关注与喜爱。

"河南疾控"围绕群众关心的防病知识等问题，积极组织专家撰写

和发布科普文章，提供精准化公共服务，及时回应社会关切，答疑释惑。"河南疾控"一直追求站在用户视角去思考问题，想群众之所想、急群众之所急、解群众之所困，用群众听得懂、看得明白、感兴趣的语言，与用户平等沟通对话，信息反馈真实迅速。同时，"朋友式"的暖心回应也体现了官方账号的应有的温度。

例：2022 年年底，有网络传言称吃维生素 C 可以预防新冠，"河南疾控"后台多名粉丝留言咨询，"河南疾控"及时发布相关解答，提醒网友"避坑"，解答公众疑惑（图 3-9）。

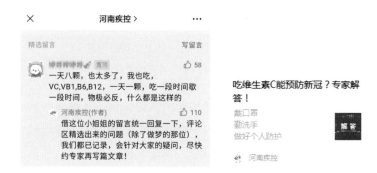

图 3-9　"河南疾控"回答网友留言

加强与网友互动交流，营造良好舆论氛围

"河南疾控"积极回复网友留言，常与网友在评论区进行交流互动（图 3-10）。"河南疾控"通过诚恳而幽默的互动方式，采用人们喜闻乐见的方式对话交流，如运用热门的表情包、适当使用流行的"梗"、运用减压式或慰藉式的话语修辞方法，在幽默中体现专业修养，在有趣中体现人文关怀，在有"梗"中体现伦理底线，拉近与普通民众的心理距离，从而使"河南疾控"的信息发布更具可信度和亲和力。

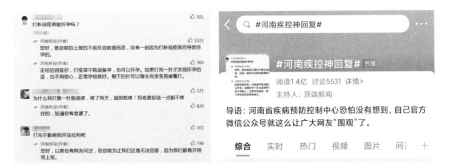

图 3-10　"河南疾控"与网友互动并引发网友围观

"河南疾控"与网友的互动多次走红网络，引发了关于主流政务新媒体、科普宣传方式的大讨论（图 3-11）。中宣部印发的《内部通信》刊发了《新闻阅评：从"太可爱"看主流宣传的轻松活泼》，专题点评"河南疾控"对网民提问的回复，并被河南省委宣传部主要领导批示供各地参阅学习。

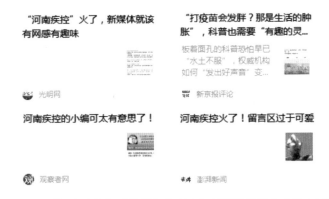

图 3-11　"河南疾控"引发媒体关于政务新媒体运营方式的大讨论

新媒体时代，官方机构应主动发挥主体作用，运用好政务新媒体这一前沿的抓手和工具，不仅仅满足于"有"，更要致力于"活"。政务新媒体的运营者需要在实践中摸索，聚焦公众的信息需求，不断改善工作方法，不断适应发展变化的舆论环境，探索以人民为中心、大众喜闻乐见、让百姓得实惠的政务新媒体"破圈"之道。

第三节 "深圳卫健委"： 新媒体 IP 传播策略

　　"深圳卫健委"是健康传播领域政务新媒体账号中的典型案例，已连续 7 年获得深圳政务新媒体第 1 名，被评为"2022 中国应用新闻传播十大创新案例"，被网友亲切地称为"深小卫"，其运营团队当选为"广东省政务新媒体十大优秀团队"。在不到 8 年时间内，"深圳卫健委"微信公众号粉丝量达到 1800 万，特别是疫情期间"吸粉"1200 万，贡献了众多"出圈"的健康科普新媒体作品，打造了健康传播和政务宣传的"深圳样板"，为更多政务新媒体的运营思路和传播理念提供了有益借鉴。

创新话语体系和表达方式

　　俏皮的新媒体语言风格是"深圳卫健委"的突出特色，它能够熟练运用网络语言，擅长玩梗，调皮又亲切，还经常在评论区积极与网友互动，被称为政务新媒体的一股"清流"。

　　例：2018 年 5 月国际护士节前夕，"深圳卫健委"创作出一条爆款短视频《戏精女护士爆笑吐槽，看完眼泪都笑出来了》（图 3-12），全网点击量超过 5000 万次。来自四川的深圳护士刘欢，用一口家乡话演绎了护士这一职业的酸甜苦辣，短视频中的经典段子如"作为一名护士，你叫我护士阿姨也就算了，但是你喊我服务员是啥子意思嘛？服务员、服务员，给你上盘菜好不啦？再给你开瓶82年葡萄糖要不要的嘛？""护士节算个啥子节日嘛，技能考试、专业知识竞赛、汇报演出……

那为什么儿童节不给小朋友加一个摸底考试呢？一切不以放假为目的的
节日都是要流氓。""有人离开是为了新的生活，而选择留下，是为了
更多人的生活。希望所有人能用平常心去看待这份职业，也希望还在坚
持的每一个护士都能被尊重、被善待。"这些话语令人捧腹的同时引发
思考，人们通过这个短视频，更加理解了护士群体的辛酸和不易。虽然
形式上是"负面"吐槽，但创意满满、用心动情的段子让人们对护士群
体的辛酸和不易产生"共情"，最终达到了非常"正能量"的传播效果。
该短视频被人民日报、新华社、央视新闻等主流媒体"双微"（微博、
微信公众号）竞相转发，并登上微博热搜，成为健康传播新媒体领域的
"现象级"作品。

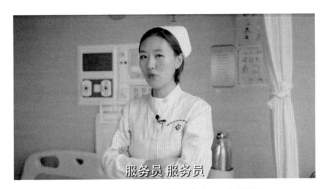

图 3-12　《戏精女护士》短视频截图

创意驱动，注入"网感"

"深圳卫健委"在紧跟潮流的同时，深耕内容深度，注重作品温度，
通过更具"网感"的表达方式吸引粉丝、增强用户黏性。以"创意驱动"
为核心竞争力，为靠谱的健康科普注入"网感"，这成为"深圳卫健委"
频频"破圈"的核心要素。

例：2020 年春节前新冠病毒疫情暴发，卫生健康领域成为舆论关注的焦点，长期致力于深耕内容创作的"深圳卫健委"也加大疫情科普力度，粉丝量从疫情前的 500 万暴涨至 2022 年年底的 1800 万。在新冠病毒疫情防控中，"深圳卫健委"贡献了不少爆款作品，最有代表性的当属"最魔性打疫苗标语"——"我们一起打疫苗，一起苗苗苗苗苗"（图 3-13）。

深圳卫健委
7小时前 来自iPhone客户端 已编辑

"我们一起打疫苗，#一起苗苗苗苗苗#～"深圳市盐田区东和社区桥东社康的一条标语，作为"深圳最洗脑的打疫苗标语"被刷爆了👀！！"2021年头等大事，就是接种新冠疫苗～"所以，你们今天排队打疫苗了么😊为了健康，走起！ #深圳453家机构免费开打新冠疫苗#

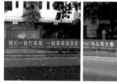

图 3-13 "我们一起苗苗苗"宣传标语

"深圳卫健委"创作团队成员撰写的倡导接种新冠疫苗宣传标语"我们一起打疫苗，一起苗苗苗苗苗"改编自热门流行歌曲《学猫叫》中的一句歌词，朗朗上口、幽默风趣，迅速登上热搜红遍全国，出现在全国各地的街道、社区甚至医院宣传栏中。极具"网感"的宣传标语"一起苗苗苗苗苗"没那么正儿八经，甚至经不起过多推敲，但是能让人一下子记住，然后口口相传。"我们一起打疫苗，一起苗苗苗苗苗"的标语横幅及有关抗疫见证物料已被深圳博物馆珍藏。

发挥贴近受众优势，及时回应社会关切

与传统政务信息工作模式相比，新媒体政务账号具有贴近时代、贴近受众的优势，不仅是可以做好科普宣传的"排头兵"，更是回应社会关切的"定心丸"。

例：2022 年 1 月，在"深圳卫健委"的一条推文评论区，一位深圳网友留言反映家中孕妇因为情况不稳定需要立刻住院，但核酸检测结果 12 小时还未出。仅仅 6 分钟后，网友收到"深圳卫健委"回应"电话发我"（图 3-14）。在深圳卫健委的积极协调下，该孕妇很快拿到了核酸检测报告，顺利入院，及时得到救治，全程不超过 2 个小时。"深圳卫健委"的这波操作收获网民赞声一片，登上当日微博热搜榜首。

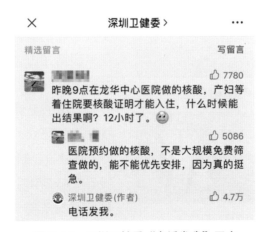

图 3-14 深圳卫健委"电话发我"回应

此外，"深圳卫健委"还逐步整合了一系列医疗卫生服务功能，包括预约挂号、九价 HPV 疫苗、新冠疫苗预约、核酸检测预约等，推动重塑政务新媒体的定位，不断提升服务能力。

坚持用户思维，"懂人心""说人话""做潮人"

在内容创作中，"深圳卫健委"团队始终秉持"用户思维"原则，具体操作上坚持"懂人心""说人话""做潮人"，找准用户群体的需求点、传播痛点，把医疗卫生行业的公文话语、临床术语，翻译成大白话、网络语言，吸引关注，让人一听就懂（图 3-15）。

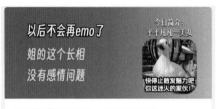

能不能买来水光针，在家自己打？

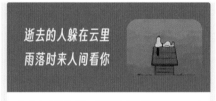

失去亲人这件事，就是很难熬的

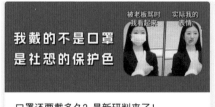

口罩还要戴多久？最新研判来了！

图 3-15　"深圳卫健委"部分封面图

"深圳卫健委"紧跟卫生健康热点，往往是当天或者前一天发生的热点事件，就迅速被创作封面图、表情包和网络段子，可谓"一图胜千言"。很多粉丝上班后第一件事就是打开"深圳卫健委"看看又出了什么新的封面图、表情包，既能缓解压力，又能找到跟同事聊天的共同话题。

"深圳卫健委"不仅持续推动微信公众号的内容创作和 IP 品牌建设，还及时入驻 B 站、抖音等新媒体平台，内容创作也拓展到条漫、短视频、文创产品等更为丰富多样的领域。

2021 年 8 月 19 日中国医师节当天，"深圳卫健委"首次尝试灯光秀（图 3-16），用 1000 架无人机将深圳医生"送上了天"，把"深圳医生 YYDS""生命不息 搬砖不已"等表情包搬上深圳湾夜空，短视频点击量迅速突破 1000 万，在朋友圈及各短视频平台刷屏。

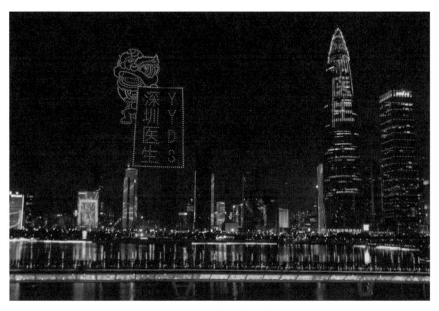

图 3-16 深圳湾无人机灯光秀

"深圳卫健委"不断借鉴大众传播中的新玩法，大胆探索更多市民喜闻乐见的宣传手段，阅读量做到了一般政务号难以企及的"10 W +及格、20 W + 日常、单篇最高 1000 W +"，通过"以用户为本"的创作理念让健康科普触及更多群众，做到了"正能量、巧宣传、接地气"。

市场化用人方式和自由的创作空间

自 2018 年起，"深圳卫健委"就完全依靠自有创作团队独立运营，采用了当时很少有人尝试的市场化用人方式，组建了一支具有传媒专业背景的年轻化的内容团队，包括创意策划、写手、编辑、视觉设计等，同时赋予团队足够的创作自由，让小编们"天马行空"的创作灵感能够安全落地。

思考与启示

"深圳卫健委"影响力遍及全国，成为地方政务新媒体中的突出案例，颠覆了政务新媒体严肃、刻板的固有形象，正如一位网友的评论：原以为是个老气横秋的"老干部"，没想到却是个能把晦涩难懂的医疗卫生知识讲得让人欲罢不能的"新青年"。

"深圳卫健委"虽稳居健康传播类政务新媒体头部阵营，但也曾遭遇质疑，有的网友反映"深圳卫健委"微信公众号使用低俗标题和低俗封面图吸引人眼球博取流量，并建议进行整改。

深圳市卫健委回复网友：后续会适当收缩开放的推文尺度，保持专业、中性、客观的风格……切实做好宣传工作，把握正确价值导向，积极传递正能量，使卫生健康传播为更多的用户所接受。（节选）

反观被举报的"深圳卫健委"微信公众号标题，大多采用了这样的语言风格：《为什么胸部不能乱揉？真的很危险！》《情愿被"绿"，绝不涉"黄"》《"无套后入"有毒！深圳新增 1678 人感染艾滋，6 成经男男传播》，以及"大 0 青年""无 1 无靠""P 友"等网络用语，确实有"擦边球""博眼球"嫌疑。

但与文章内容结合起来看，"深圳卫健委"却不是传统意义上的"标题党"。虽然标题、配图大胆，但提供的健康科普内容有趣有料、干货满满，其目的是通过"擦边球"行为提高内文打开率，科普内容则扎实靠谱。

其实，这也从一个侧面反映出健康传播类新媒体尴尬的生存现状，如果标题太"硬"、内容太"干"，很难进行有效传播。如何在权威靠谱和生动有趣中找到平衡点，是健康传播类政务新媒体未来需要一直探索的重要课题。

第四节 | 中国健康知识传播激励计划：18 年坚守

原卫生部与中国记协合作，共同推出"中国健康知识传播激励计划"，传播慢性非传染性疾病防治知识和倡导公众行为改变。截至 2023 年，"中国健康知识传播激励计划"已连续开展 18 年，"中国健康知识传播激励计划"由专业的传播机构进行策划和执行，组建了一个政府主导，媒体、专家、患者和社会力量共同参与的大型健康传播战略平台，持续创新和开展，18 年未间断。

应运而生：慢性病高发趋势的应对之策

2004 年 10 月 12 日，国务院新闻办公室召开发布会，公布了 2002 年中国居民营养与健康状况调查结果。结果显示：我国慢性非传染性疾病患病率上升迅速。2002 年 18 岁及以上居民高血压患病率为 18.8%，比 1991 年上升 31%；2002 年成人超重率与肥胖率分别为 22.8% 与 7.1%，与 1992 年相比分别上升 39% 和 97%。调查数据显示，进入 21 世纪后，我国慢性非传染性疾病的"井喷"趋势依然明显。

防控慢性病成为健康政策当务之急。提倡健康生活方式是预防和控制慢性病的最根本、最经济的措施。但当时，政府向公众普及健康知识、引导健康意识和行为的资源和力量十分有限；媒体有开展健康科普的意愿，但缺乏科学权威的内容来源；健康领域专家希望把权威的知识传递给公众，但科普经验不足，也缺乏有效的传播渠道。如何搭建传播战略平台，汇集各方力量，把健康生活方式推广普及到公众日常生活中去，成为一个亟待破局的关键，引起社会的广泛关注。

2004 年 11 月 2 日，原卫生部疾病预防控制司在北京召开了"共同行动，控制心血管病危害——中国心血管疾病防治战略对策传递和讨论会"，《人民日报》《健康报》均对会议进行了整版报道（图 3-17）。会上，政府部门、医学专家和新闻媒体等，就如何提高包括心血管疾病在内的慢性病知晓率和控制率，如何发挥新闻媒体、企业、公众三方作用等展开交流和讨论，搭建一个各方共同参与的健康传播平台成为共识，随即在政府部门的指导下迅速行动起来。

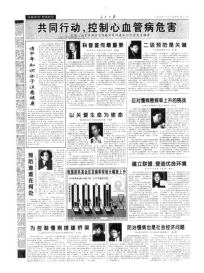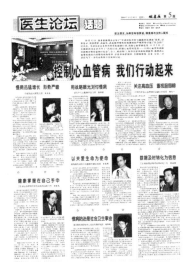

图 3-17　《人民日报》《健康报》整版报道中国心血管疾病防治战略

　　2005 年 1 月，"中国健康知识传播激励计划"正式启动，开启了 18 年的健康传播探索之路。

共享与激励：前瞻性的项目运作机制

　　"中国健康知识传播激励计划"是以提高公众对慢性病的知晓，改变认知、态度与行为为目的的健康传播系统方案。该计划启动前，在原卫生部疾病预防控制司、新闻办公室等支持下，健康传播专业团队组织了对媒体、专家健康传播能力与现状的调研，并在深入分析和研究项目所处社会环境和中国健康传播实践所处阶段的基础上确定了项目目标、目标受众、核心传播信息、实施模式、传播策略和执行管理计划。

项目由"健康知识共享计划"和"健康传播激励计划"两部分组成。"健康知识共享计划"主要包括：

（1）制定《年度传播要点》，由专业医学机构的权威专家和健康传播专家共同撰写，确保健康信息的准确、科学与统一；

（2）编辑制作《媒体实用手册》，为记者量身定制一本"慢性病防控健康知识传播口袋书"；

（3）举办慢性病防控健康知识共享会，由慢性病领域权威专家向媒体解读年度主题和核心知识要点；

（4）征集《百名患者故事》，请患者现身说法，权威专家点评，实现医患良好互动；

（5）筹划"媒体深度报道"，提高媒体对健康知识传播的重视程度，保障传播内容的深度与广度。

项目主要是通过评选和激励的方式提高媒体、医生、患者，乃至社会力量的参与热情，鼓励各方积极、持续参与。项目初期设置了面向媒体的"健康知识深度报道奖"、面向医生的"健康知识传播奖"、面向患者的"患者征文奖"，以及面向社会力量的"贡献奖"。

在各类健康传播活动实践中，"共享、激励"这一具有前瞻性的运作模式有效地保证了科普信息的科学性、统一性，高效地扩大了健康知识传播覆盖面，也极大地调动了各方的参与热情。

为了扩大"中国健康知识传播激励计划"的影响力，吸引更多的公众参与到健康知识的传播活动中来，在 2007 年举办的"中国健康知识传播激励计划（血脂异常）"启动会上，原卫生部邀请中央电视台评论员白岩松担任"健康知识宣传员"，时任卫生部部长陈竺向白岩松颁发了聘书（图 3-18）。在担任"健康知识宣传员"期间，白岩松在各个时机、各种场合，为公众健康呼吁，为健康传播发声。

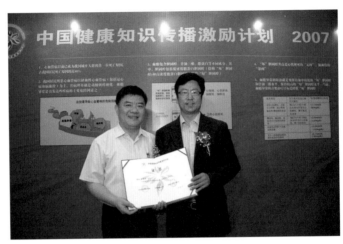

图 3-18　2007 年，时任卫生部部长陈竺向"健康知识宣传员"白岩松颁发聘书

通过各级政府的支持及知名专家的参与助力，项目影响力不断提升。梳理 2005—2014 年这 10 年的项目初期成果，全国就有超过 400 位各级政府主管领导直接参与或指导"健康传播激励计划"活动开展，全国来自 300 多家医院的科普人员撰写了慢性病防控知识的文章、漫画故事等，因传播健康知识而受到激励的媒体、医生等达 1500 余人次。全国 350 余家各类媒体贡献了 4 万多篇知识含金量高且准确的慢性病防控报道。

不断创新：18 年坚守慢性病防控

中国健康知识传播激励计划每年选定威胁公众健康的慢性病或其危险因素为主题，持续深入传播慢性病防控知识，倡导公众行为改变。历年主题包括：高血压防治（2005 年）、癌症防治（2006 年）、血脂异常（2007 年）、糖尿病防治（2008 年）、健康体重（2009 年）、吃动平衡走向健康（2010—2015 年）、骨质疏松防治（2011 年）、果蔬营养与膳食平衡（2011—2016 年）、慢阻肺防治（2012—2013 年）、胆固醇管理（2014—2019 年）、健康骨骼（2014—2023 年）、乐享健康生活（2016—2020 年）、全盘营养（2017—2022 年）、城市改变糖尿病（2018—2023 年）、骨力计划（2019—2023 年）、防控慢性病乐享健康（2020—2021 年）、儿童青少年健康体重（2022—2023 年）等。

18 年间，项目始终坚持"政府主导，广泛社会动员，大众受益"的原则；从关注疾病到涵盖危险因素及健康生活方式；从单一项目开展活动到项目平台化运作。项目覆盖面、影响力逐年扩大的背后，是对创新的不懈追求与坚持。

模式创新，从"项目"到"平台"再到"O2O（线上到线下）"

为推动更大范围的健康传播，"中国健康知识传播激励计划"不断探索新的激励模式，搭建更大的互动平台。2011—2012 年，项目联合共青团中央等相关部门，支持全国百所高校学生社团开展主题活动；2013 年，项目联合国家体育总局群体司，由卫生与体育系统共同推动"吃动平衡"的落地，同时开始试点支持"国家慢性病综合防控示范区"开展相关项目。

2014—2015 年，"平台"模式走向成熟阶段，"吃动平衡走向健康""胆固醇管理""骨质疏松防治"三大平台进入"国家慢性病综合防控示范区"，规模迅速扩大。"吃动平衡走向健康"项目借助新媒体"线上线下健康行为倡导"试点，直接激励公众。

2018—2022 年，项目借助"国家慢性病综合防控示范区项目支持推广平台"推广契机，在全国数百个示范区进行"健康骨骼""城市改变糖尿病""防控慢性病乐享健康"等多个项目的落地，极大地提升了项目覆盖面及传播效果。

理念创新，探索并倡导从"知、信、行"到"行、知、信"的行为改变模式

2010 年，项目在注重知识传播的同时，开始尝试直接引导公众行为改变。例如，"吃动平衡走向健康"项目倡导每月 11 日为步行日，持续 6 年推广该理念并推出"办公室微运动"，让大家"动"起来（图 3-19）；针对骨质疏松高危人群的老年女性，"健康骨骼"项目发起"健骨操创意大赛"，倡导"大妈"们参与起来，在运动中获取知识，并坚持下去。这种知识传播导向转向行为改变导向，为健康传播与健康促进做了有益尝试和贡献。

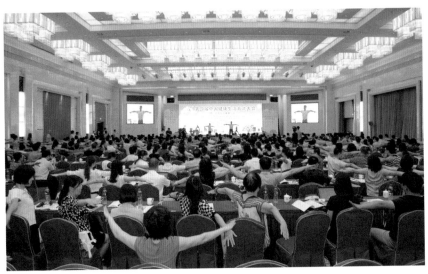

图 3-19　在第四届中国健康生活方式大会上，全场参与"办公室微运动"

形式创新，引领健康传播的新潮流

不满足于传统的健康知识文字、图片传播，"中国健康知识传播激励计划"一直持续探索更加有趣、有效的健康传播新形式。2016 年，"骨质疏松防治"项目以公益众筹的方式推出了我国首部骨质疏松防治主题话剧《爱不迟疑》，在全国多个城市巡演。这些新颖的健康传播形式，获得了社会各界的广泛好评（图3-20）。

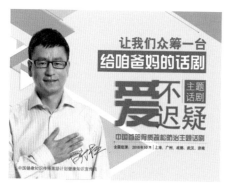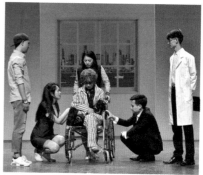

图3-20 《爱不迟疑》话剧众筹海报及演出现场

除健康知识的传播外，项目还尝试进行健康传播优秀实践案例及经验的引进和推广。2018年，项目与"城市改变糖尿病"全球项目合作，设立"城市改变糖尿病"专题，充分发挥平台的资源及传播优势，对国内外糖尿病防治优秀案例进行分析、梳理、归纳与推广，并在国内77个城市的98个示范区进行落地，凝聚全球智慧为国内基层糖尿病防治工作提供借鉴及助力。

话题创新，制造热门传播话题

为顺应新媒体发展趋势，项目陆续策划推出"# 癌症可防可治 #、# 吃动平衡 #、# 发呆5分钟 #、# 半斤水果一斤菜 #、# 世界骨质疏松日中国主题 #"等热点传播话题（图3-21、图3-22）。

吃动平衡 # 通过新媒体话题传播及线上召集，在全国范围同一时间段内吸引60万人一起线下参与健步走活动；多家电视、报纸、网络媒体等选择以"推荐每天发呆5分钟"为新闻标题进行报道，快速抓人眼球，勾起公众好奇心，超2.5万篇公众号文章转发，微博讨论热度近千万，还有网友自发制作"发呆表情包"；# 半斤水果一斤菜 # 更是直

观明了，将公众极为关心的蔬菜和水果推荐摄入量通俗化，短时间内在微博引起热议，3 次登上热门话题榜。

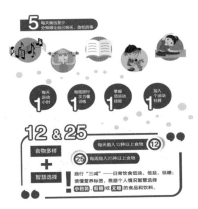

图 3-21　"5125" 理念中倡导每天给自己留 5 分钟发呆时间

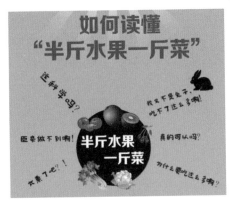

图 3-22　果蔬营养与膳食平衡专题项目提出 "半斤水果一斤菜"

"中国健康知识传播激励计划"不仅注重将专业的医学知识转化为通俗易懂的健康知识，也在思考和探索推动中国健康传播实践工具的发展。项目先后推出了"心脏年龄测试""一分钟自测 2 型糖尿病风险"等多个线上测试小工具，运用新技术手段将学术研究成果转化为能让公众直接使用的健康科普工具。

18 年来，"中国健康知识传播激励计划"平台的成长见证了我国慢性病防治逐渐纳入国家政策视野的历程，始终坚守慢性病相关领域，在沉淀及积累中扩大项目规模及影响力，吸引更多志同道合的伙伴参与其中；坚守"政府主导，广泛社会动员，大众受益"初心，在政府指导下规范开展各类活动，为助力健康中国建设、促进公众健康而不懈努力。18 年来，"中国健康知识传播激励计划"不断创新项目设计、创新传播形式、创新传播内容，形成了健康传播的合力，对于中国健康传播实践而言，是具有示范和引领作用的探索和革新。

第五节 | 全民营养周 如何"嵌入"百姓生活

为提高全民营养意识，提倡健康生活方式，加强营养健康教育，中国营养学会联合中国疾病预防控制中心营养与健康所、农业农村部食物与营养发展研究所、中国科学院上海营养与健康研究所共同发起并确定：每年的5月第三周为全民营养周。全民营养周以科学界的名义号召和凝聚营养健康专业人员，汇集社会力量，在统一的时间，以统一的标识、统一的主题，传播《中国居民膳食指南》核心理念，使民众了解食物与营养，提高居民健康素质，做健康中国人。

自2015年创建以来，全民营养周为营养健康科普探索了一条新道路，开创了新局面，形成了新生态，顺应了全民共建共享"大健康"的时代需求。从2015年活动场次不足200场的"星星之火"，发展至2022年全国各地"遍地开花"。据不完全统计，2022年全民营养周总活动场次达22万余场（含线上），参加科技人员总量达16余万人，传播覆盖7.4亿余人次。经过近几年的发展，全民营养周已成为全国最具参与度、知名度和影响力的营养健康科普品牌。

全民营养周的主要组织结构

全民营养周办公室是全民营养周的策划和执行机构，挂靠在中国营养学会，由多家联合发起单位的人员组成（图3-23）。在中国营养学会领导下，全民营养周办公室坚持创新引领，结合科普发展规律，弘扬科学精神，不断完善社会动员机制，打造社会化全域协作的大平台，实施全民营养周品牌提升行动，努力将全民营养周打造成为国内健康科普活动的"样板间"和营养健康科普资源的"中央大厨房"。

全民营养周的主要组织结构

指导单位：

国民营养健康指导委员会

国家食物与营养咨询委员会

国家卫生健康委员会

发起单位：

中国营养学会

中国疾病预防控制中心营养与健康所

农业农村部食物与营养发展研究所

中国科学院上海营养与健康研究所

落实单位：

中国营养学会

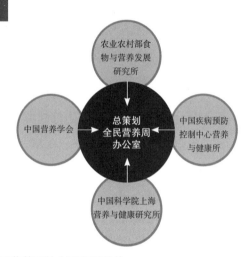

图 3-23　全民营养周的主要组织结构

全民营养周的标识和释义

全民营养周每年都以统一的标识（图 3-24）展开活动，并根据每个年度不同的传播主题设计每个年度的主题传播标识（图 3-25），以规范和引领全国开展的全民营养周活动。突出活动主题，采用贴近生活、通俗易懂的形式，达到深入人心的传播效果。

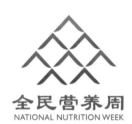

图 3-24　全民营养周永久标识

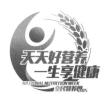 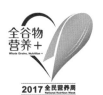 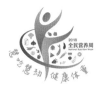

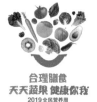

图 3-25　历届全民营养周传播主题标识

全民营养周的标识以"众"为原型，表达人人营养、全民健康的意思。标识由蓝色和绿色两种颜色组成，表达青出于蓝，健康来自营养，以及众人携手向前、面向健康未来的含义。

主要活动方式

启动仪式

各级卫生健康机构、营养学会及相关单位举办启动仪式，内容须包括全民营养周的标识 LOGO、每年主题标识 LOGO 及主题标语。

主题品牌活动

在全民营养周期间，举办全国营养科普大会、中国营养三十人论坛、好营养百场直播、合理膳食"百千万"志愿行动等国家层面品牌活动，以及各地各具特色的自创品牌活动。

进校园、进社区、进乡村、进餐厅、进商超开展全民营养周落地活动

各级卫生健康机构、营养学会及相关单位，围绕每年不同主题，组

织或招募志愿者作为全民营养周宣传员，进校园、进社区、进乡村、进餐厅、进商超，围绕食物营养、预防慢性病等多个方面开展"五进"宣传活动。通过广泛组织动员，采用科普讲座、宣传海报、有奖问答等多种方式，强化"全民营养"意识（图3-26）。经过多方努力，联动单位数量实现跨跃式增长（图3-27）

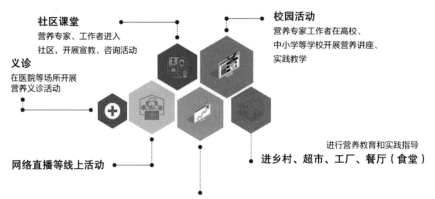

图 3-26　全民营养周丰富多彩的活动形式

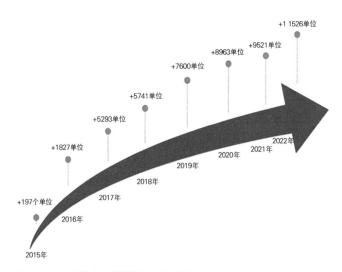

图 3-27　历年全民营养周活动联动单位量（2015—2022 年）

发动媒体开展"全民营养周"传播活动

利用报纸、杂志、广播电视等传统媒体宣传全民营养周的主题；

组织动员全国政务新媒体，宣传全民营养周的主题；

发动注册营养师、营养专家、医生等利用微博、微信公众号、抖音、快手等自媒体平台宣传全民营养周的主题。

活动成效和经验

2015 年，首届全民营养周活动正式启动，从无到有，开启全民营养科普活动新时代。纵观全民营养周 8 年来的发展历程，经历了 3 个"台阶式"提升。

一是实施科普资源储备与供应工程，有目标地打造全民营养周品牌。中国营养学会作为全民营养周这一自创品牌活动的组织者和策划者，制定年度全民营养周活动规划，组织营养专家进行主题策划和科普资源工具包筹备，以及动员政府和社会力量广泛参与。召开全民营养周策划会，整体布局知识传播要点、LOGO 设计、启动仪式、各省联动等重点内容，在全国统一的全民营养周科普知识工具包开发和推广上下功夫。全民营养周办公室全面理解和准确把握年度全民营养周主题的丰富内涵，推出相关科普文章、图案、海报、动画片、教具和测试工具等，不断开拓科普教育新思路、新资源和新策略，为广大基层百姓，特别是为公民科学素质薄弱地区实施全民营养周活动提供了丰富的公共科普宣教内容，形成从国家到地方，统一行动、统一发声"一盘棋"，为全民营养周的有效实施打下良好基础。

二是积极争取政府政策支持，加固全民营养周的活动基础。全民营养周得到政府的重视与支持尤为重要。全民营养周实施第三年（2017年），在国务院办公厅印发的《国民营养计划（2017—2030 年）》中，明确提出"要推动营养健康科普宣教活动常态化，以全民营养周等为契机，大力开展科普宣教活动，带动宣教活动常态化"。全民营养周自此多次被列入国务院文件，从发起之初的营养学界为主导的科普活动，升级为国家政策措施。2018 年，国务院全民科学素质纲要实施工作办公室将全民营养周作为《全民科学素质行动工作要点》内容之一。2019年，国家卫生健康委员会、国民营养健康指导委员会作为全民营养周指导单位，向全国卫生健康系统下发全民营养周活动通知和活动方案，把全民营养周作为推进合理膳食行动的重要抓手。2020 年，全民营养周活动主题为"合理膳食，免疫基石"，集中发力为国家新冠病毒感染疫情防控大局服务，各地卫生健康、教育、体育、市场监管局等多部门都参与到全民营养周的组织动员中来，作为全民营养周指导单位或主办单位推动全民营养周活动开展。在各级政府部门的带动下，全民营养周的影响力、覆盖面不断提升。2021 年，全民营养周被列入《健康中国行动 2021 年工作要点》，全国各地以全民营养周惠民行动为建党百年献礼。2022 年，卫生健康部门联合教育、体育、市场监管等多部门发文推动全民营养周活动，主办国家主场启动仪式，活动场次、覆盖面、参与单位数量和影响力均创新高。

三是专业队伍唱主角，社会力量共参与。全民营养周是全国营养科技工作者、营养师的活动周，在全国各地营养相关的学 / 协会组织带动下，各级医疗机构、疾控中心、高校、职业学校及企事业单位等一起，广泛动员营养科技工作者发挥主人翁精神，主动承担起公益责任，以高度的使命感和责任感，承担起全民营养周期间线上线下科普活动的主要工作，通过广场演讲、科普展览、社区课堂、义诊、网上直播等，将全民营养周核心营养知识立体化、通俗化地传播到基层群众中，让老百姓更容易理解和接受。

一些企事业单位、职业学校、中小学、基金会、社工组织，以及抖音、腾讯等新媒体平台也积极行动起来，主动邀请营养科技工作者、营养师，并为其提供充分的展示和分享交流的平台，开展义诊、咨询和课堂等活动，把营养知识和技能带入亿万家庭。

全民营养周，这一由中国营养学会发起的营养宣教和营养公众教育活动，不断迈向新的发展里程碑，不断实现突破与飞跃——成为国家倡导的普及营养健康知识的重要"周"。

"超前谋划"：统一主题、统一行动、"全国一盘棋"

全民营养周是一系列有组织、有主题、有规模、有教育意义的统一行动，是一套营养传播目标清晰的健康传播和促进良好习惯养成的主动性活动。在启动前，从内容到形式都做到精心布局。全民营养周办公室作为"全民营养周"这一自创品牌活动的专项职能办公室，每年提前半年开始制定全民营养周规划，组织营养专家、传播学者、相关政府部门代表、媒体代表，召开全民营养周策划会，研讨确定每年度的传播主题。经过多轮专家会议审议，优化核心传播工具，反复雕琢和细化全民营养周实施方案，严格把握"筹备期 – 预热期 – 执行期 – 总结期"四个关键节点，完善全民营养周顶层设计，提前向各省营养学会、疾控系统、医院系统、大学、科研院所等发布指导性的通知和知识工具。在全国大江南北集中发力，不断提升全民营养周品牌影响力。

全民营养周办公室组织专家团队，以《中国居民膳食指南》为科学基础，开发了 2015—2022 年主题宣传材料、核心信息及知识传播内容、教学与实践指导、活动延展用品设计等内容丰富的活动工具包。这些科普内容用于每年度全民营养活动的推广普及，实现了科普资源共建共享。2022 年度全民营养周科普知识工具包内容如图 3–28 所示。

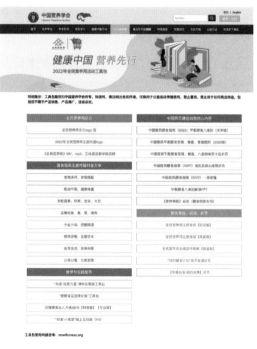

图 3-28　2022 年全民营养周活动工具包

专业队伍唱主角，激发营养周全社会参与力量

全民营养周的活动主体是全国广大营养科技工作者，他们是否被广泛调动起来决定了全民营养周活动的成败。在国家卫生健康委员会的大力推动下，全民营养周办公室想方设法动员营养科技工作者发挥主人翁精神，主动承担起公益责任，以高度的使命感和责任感，承担起全民营养周落地的主要工作，将全民营养周核心营养知识立体化、通俗化地传播到各地，让老百姓更容易理解和接受。全民营养周办公室还发起了合理膳食"百千万"志愿行动，动员 31 个省份的志愿者踊跃参与，通过动员责任营养师服务社区，做好专业专家 – 社区营养健康的共享共建平台，摸索可行方案，试点开展后向全国推广。通过规范引领，激发一线营养科技工作者的科普创新和创作热情，为其提供了充分的展示和分享交流的平台，无论是大学教授，还是医院的临床医生，抑或是普通营养师，都借全民营养周之机，充分发挥其专业优势，"有营养人的地方，就有营养周"的愿景正逐步变为现实。

全民营养周办公室还邀请明星担任推广大使，杨颖、韩雪、蒋勤勤等影视明星和 2022 年北京冬奥会自由式滑雪男子空中技巧冠军齐广璞为 2022 年度全民营养周代言，以其自身影响力和健康形象，向民众宣传全民营养周传播主题，倡导践行合理膳食行动，极大地提高了活动的影响力和号召带动性（图 3-29）。

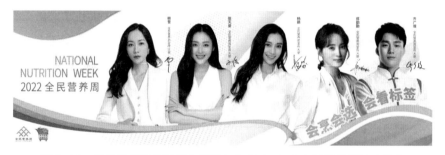

图 3-29 多位影视明星以及奥运冠军为 2022 年度全民营养周活动代言

纵横多元，创建营养教育新格局

在政府部门的指导下，全民营养周从五条主线发力，带动全社会积极参与，真正实现了"全民营养"广覆盖。

第一条主线是营养专业组织。以中国营养学会（全民营养周办公室挂靠单位）为龙头，各省、市、县营养学会及营养师协会积极主动承担各地的组织和发动工作，号召专家和营养师积极参与到行动中来，以鲜活的方式开展主题科普宣教活动。疾控中心、医院、营养和食品相关机构和部门，也充分发挥专家及营养师的作用，在中国营养学会活动方案及全民营养周科普知识工具包的指引下，结合本地实际和特色，组织开展全民营养周落地活动，着力提升群众的获得感，把营养教育工作落到实处。

第二条主线是医疗体系。以各地医院营养科为主力军，相关学科专家协同发力。全国各地医院积极响应"健康中国，营养先行"的号召，临床营养师们为咨询者测量身体成分、解读报告、评估营养状况并给出改善建议，使参与者更加科学、全面地了解自身营养状况。一些重点医院开展了"多学科专家义诊"，营养科、内分泌科、妇产科、儿科、保健科等为参与者们提供定制化、多学科的专业咨询，活动形式丰富，互动性强，获得一致好评。

　　第三条主线是疾控体系。中国疾病预防控制中心有效组织动员各省、市、县级疾控中心纷纷行动起来。线上采用疾控系统官网和微信公众号发布活动信息和推送中国居民膳食指南核心信息；线下通过现场咨询、展板展览、营养视频展播、知识讲座、有奖知识竞答等多种方式深入开展全民营养周宣教系列活动。

　　第四条主线是产业界。企业和行业鼎力支持每年全民营养周活动，充分发挥了消费者实践活动渠道的多覆盖性。全民营养周作为一年一度的中国营养界盛事，得到了产业界的积极响应，在超市、药店、广场甚至电商平台等消费者活动场所，营造健康消费氛围，直接且有针对性地对我国居民食物选择、膳食搭配等进行合理引导，将"全民营养"理念融入产业引领与导向宣传，共同营造全民营养周活动氛围。

　　第五条主线是媒体。动员传统权威媒体跟进报道、深度参与全民营养周活动。同时，重视发挥新媒体优势，创新科普宣传方式，拓展科普宣传载体，动员广大营养科技工作者发挥微博、微信公众号，抖音等自媒体作用，采取图文、短视频、微动漫、H5、VR 等技术开展宣传，切实形成全媒体全覆盖格局，提升全民营养周在全社会的传播效果。

　　作为营养科普宣教的大型品牌活动，全民营养周突出食物、膳食和营养健康知识和技能传播，动员号召社会各界关注正确的营养导向，引导营养健康产业界可持续发展，为推动健康中国建设发挥重要作用，成为中国营养界闪亮的科普名片。

第六节 | 世界骨质疏松日主题科普：
小策划也能星火燎原

随着我国人口老龄化的加剧和人们健康观念的增强，骨质疏松越来越成为威胁中国公众健康的重要疾病。

为了更好地推动骨质疏松防治知识的科普，从 2020 年开始，在国家卫生健康委员会的指导下，中华医学会骨质疏松和骨矿盐疾病分会、中华预防医学会健康传播分会开始联手策划和发布世界骨质疏松日的"中国主题"。

发布世界骨质疏松日的"中国主题"，是一个小的切入点，但经过各界的不懈努力，这个小策划正在给骨质疏松防治的健康传播带来大的改变。本案例记录世界骨质疏松日主题科普如何从一个小策划出发，撬动整个骨质疏松日的大传播。希望本案例能给更多健康传播工作者一些启发。

星星之火：世界骨质疏松日"中国主题"IP 策划

中国人骨质疏松症的严峻现实

2018 年 10 月 19 日，世界骨质疏松日的前一天，国家卫生健康委员会召开了一场新闻发布会，发布了首个全国性骨质疏松症流行病学调查结果。

结果显示：骨质疏松症已成为我国中老年人群的重要健康问题，50 岁以上人群骨质疏松症患病率为 19.2%，中老年女性骨质疏松问题尤甚，50 岁以上女性患病率达 32.1%，远高于同龄男性的 6%，而 65

岁以上女性骨质疏松症患病率更是达到了 51.6%。调查还发现，我国低骨量人群庞大，40 ~ 49 岁人群低骨量率为 32.9%，50 岁以上人群低骨量率达到 46.4%，是骨质疏松症的高危人群。而居民对骨质疏松症认知普遍不足，20 岁以上人群骨质疏松症相关知识知晓率仅为 11.7%，骨密度检测率亟待提高，20 岁以上人群中，接受过骨密度检测的比例仅为 2.8%，50 岁以上人群的骨密度检测比例也仅为 3.7%。

我国骨质疏松症患病率高，低骨量人群庞大，知识知晓率低——这就是首个全国性骨质疏松症流行病学调查的重要发现。摆在我们面前的问题是，要怎样去改变？

抓住最关键的传播节点

在健康传播领域，大部分疾病每年都有一个最关键的传播节点，即该领域的疾病主题日。对于健康骨骼领域，这个时间就是每年的世界骨质疏松日。当我们更了解中国人的骨骼现况之后，首先摆在我们面前的选择，就是用传播撬动骨质疏松日这个关键的日子。

世界骨质疏松日由英国国家骨质疏松学会在 1996 年发起，自 1997 年起由国际骨质疏松基金会（IOF）赞助和支持。1998 年，世界卫生组织（WHO）开始参与并作为联合主办人，担当了一个非常重要的角色，并将世界骨质疏松日由发起之初的每年 6 月 24 日改定为每年的 10 月 20 日。

在每年的世界骨质疏松日来临之前，国际骨质疏松基金会会提出特定的主题，进行骨质疏松症相关的科普教育。在我国准备大力推动世界骨质疏松日主题活动时，国际骨质疏松基金会提出的世界骨质疏松日主题口号让国内专家犯了难。2020 年，世界骨质疏松日的主题口号为"This is osteoporosis"，翻译成中文即"这就是骨质疏松症"。由于文化的差异，相关内容如果翻译成中文，冲击力就会弱很多。同时因为主题宽泛，难以起到应有的传播效果。

我们能否在借鉴国际先进经验的基础上，探索立足中国国情、符合国家健康政策、基于中国骨质疏松症流调结果的世界骨质疏松日"中国主题"IP？

　　世上无难事，只怕有心人。要做成一件事情，先从"有心人"的聚合开始。

　　对于健康骨骼的科普来说，这两家机构就是"有心人"：一家是汇集了健康骨骼领域顶尖临床专家的中华医学会骨质疏松和骨矿盐疾病分会，另一家是汇集了传播专家、各领域疾病防治专家，深谙健康传播之道的中华预防医学会健康传播分会。这两家机构推动健康骨骼科普工作的"有心人"走到了一起，一拍即合，摸着石头过河，共同探索骨质疏松日"中国主题"传播。

燎原之势：三年攀登，中国主题传播小有所成

中国主题设置：贴实际、聚合力、倡改变

　　在设置中国主题时，两家机构提出了重要的原则：贴实际、聚合力、倡改变。

　　"贴实际"说的是主题设置要与疾病流调结果结合，设计最能符合中国人群特点的话题；"聚合力"强调要聚集整个健康骨骼领域的各方力量；"倡改变"则是世界骨质疏松日"中国主题"要倡导思维上、行为上的改变。基于这些原则，整个项目目标确定为面向全人群（包括健康人群、高危人群、患病人群）开展"健康骨骼"知识科普。

　　2020 年，世界骨质疏松日中国主题发布具有开创的意义，选择了健康骨骼领域最具教育意义，也是临床上病症严重后果的"骨折"作为核心切入点。2020 年的预热会议被命名为"防骨折大会"，会上发布首个世界骨质疏松日"中国主题"——强健骨骼，远离骨折。会上，四

位骨骼健康领域权威专家分享了脆性骨折及骨质疏松症的防控、治疗等核心信息。

2021 年，"防骨折大会"更名为"健康骨骼大会"，健康骨骼领域的传播更扎实、全面，在考虑我国低骨量人群庞大的基础上，兼顾预防关口前移的概念，明确提出 2021 年"中国主题"为：骨量早筛查，骨折早预防。同时，进一步发展健康骨骼的概念，囊括骨关节和防跌倒相关内容，邀请五位健康骨骼的权威专家进行了防骨松、防骨折、早筛查、骨关节健康、防跌倒系列主题演讲。

2022 年，健康骨骼大会进入第三年，这一年"中国主题"为：巩固一生，赢战骨折。围绕全生命周期健康骨骼概念，健康骨骼大会的演讲主题依次为 0 ~ 18 岁：营养 + 运动，活力骨骼；18 ~ 40 岁：增加日照，"D"造骨骼；40 ~ 65 岁：骨量筛查，防患未然；65 岁以上：预防跌倒，避免骨折。首次开设"骨骼健康与行动力"分会场，并邀请骨骼、营养、运动领域专家倡导关注行动力。

从 2020—2022 年世界骨质疏松日"中国主题"的发展不难看出，立足整体打造"健康骨骼"的传播 IP，在贴合中国国情的基础上，内涵范围逐年扩大，概念发展更加完善。

多维传播策略：多点开花，壮大声势

2020 年防骨折大会在选择直播渠道时，选择了"海上名医""人民日报健康客户端""小年糕"App 等 20 余家平台进行全网直播，并在 10 余家主流媒体传播健康骨骼核心信息。10 月 20 日活动当天就突破了 600 万的曝光量。抖音上中央电视台评论员白岩松有关健康骨骼的短视频成为爆款，网络平台上的健身、养生博主制作了大量科普视频，引发了一个社交媒体传播高潮。

2021 年的传播策划，在专家直播和主流媒体发稿之外，中华医学会骨质疏松和骨矿盐疾病分会秉承世界骨质疏松日"中国主题"的核心理念，牵头发起了世界骨质疏松日百家医院义诊活动，助力项目落地。义诊活动使得世界骨质疏松日中国主题有了更广泛的基础和更切实的意义。

2022 年，世界骨质疏松日中国主题活动策划了"四维传播"方案。第一维度和第二维度传播仍然是全网直播和新闻稿核心信息传播。第三维度传播则利用了分会场 "骨骼健康与行动力"，把包括白岩松在内各位专家和媒体人演讲的高光时刻剪辑成短视频，通过官方自媒体、微博大 V 进行二次传播。第四维度则是微博话题打造，打造了 #巩固一生赢战骨折 #、# 关注行动力 # 等微博话题广场，在 2022 年 9 月和 10 月期间不断吸引公众的注意力。

星火燎原：世界骨质疏松日"中国主题"的聚力和引领作用

2020—2022 年，世界骨质疏松日"中国主题"科普传播呈现整体增长态势，健康骨骼传播声量呈现显著增长态势。

2020 年首度推出世界骨质疏松日"中国主题"时，根据监测效果，共计超过 600 万媒体曝光量。随着技术的发展，中华预防医学会健康传播分会采用更专业的大数据媒体监测体系，对 2021 年、2022 年的健康骨骼传播数据进行了更深入的监测。

根据大数据媒体监测结果，在 2022 年 9 月 20 日至 2022 年 11 月 20 日这两个月，共监测到"健康骨骼大会""巩固一生赢战骨折""世界骨质疏松日'中国主题'"相关关键词的文章 19 916 篇。同期"骨质疏松日""骨松日"的总文章数 46 417 篇。即 2022 年世界骨质疏松日"中国主题"的策划，占骨质疏松领域该节点前后总传播量的43%。

可见，世界骨质疏松日"中国主题"的策划和传播已然起到了显著的引领作用，并在逐年提升。

从渠道来看，2022 年开拓的微博话题阵地，#巩固一生赢战骨折 #

和 # 关注行动力 # 微博话题，总计阅读次数分别超过 4700 万和 2100 万。与 2021 年同期的渠道声量占比相比，2022 年微博渠道声量有显著提升，从仅占比 3.89% 到跃升至 68.81%（图 3-30）。

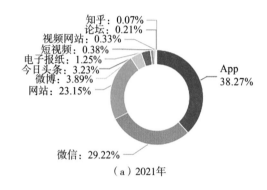

（a）2021年

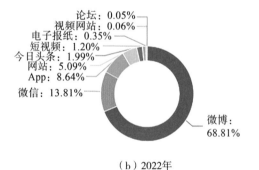

（b）2022年

图 3-30　2021 年、2022 年渠道声量占比分析

　　同时根据趋势分析，与 2021 年相比，2022 年的核心信息呈现显著的传播"双峰"态势（图 3-31），首批高峰集中在健康骨骼大会直播当日，后一个高峰集中出现在 10 月 20 日世界骨质疏松日前后，与 2021 年的单峰相比，直观显示出 2022 年健康骨骼大会对于世界骨质疏松日相关议题设置和引领舆论的重要作用——前一个小高峰，也说明了主动传播的推动作用。

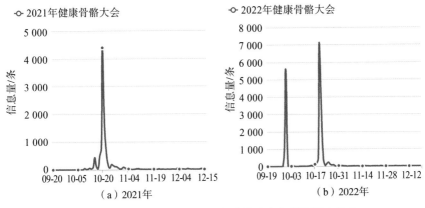

图 3-31　2021 年、2022 年健康骨骼大会媒体曝光趋势

让燎原星火更长久

世界骨质疏松日"中国主题"这样的策划是专业机构借助国际疾病日这一时机，结合中国人群特点引导健康传播话题的一个尝试，也是专业机构打造大健康 IP 的一个新探索。从大数据监测的证据来看，世界骨质疏松日"中国主题"对疾病领域话题的策划和传播具有显著的示范引领作用。

落实国家政策，立足中国国情，回应现实关切

在借鉴国际上"世界骨质疏松日"科普传播先进经验的基础上，探索立足中国国情、符合国家健康骨骼政策、基于中国骨质疏松症流行病学调查结果的健康骨骼科普，连续多年推出世界骨质疏松日"中国主题"，回应了中国公众对骨骼的现实关切。

坚持跨界融合，汇聚平台合力

项目由中华医学会骨质疏松和骨矿盐疾病分会与中华预防医学会健

康传播分会联合推动，参与方包括政府部门、临床医生、公卫专家、新闻记者、传播学家、社会组织、业界力量等，参与各方共同为健康骨骼科普事业添砖加瓦。

打造品牌活动，引领议题设置

2020—2022 年的系列健康骨骼大会是有创新意义的品牌活动，以每年 10 月 20 日的世界骨质疏松日为节点，策划以"中国主题"为核心的传播信息。中华医学会骨质疏松和骨矿盐疾病分会与中华预防医学会健康传播分会，把关核心信息，凝聚合力组织专家引领健康骨骼的议题设置并推动后续传播工作。

利用名人效应，推动健康传播

例如，每年的健康骨骼大会，中央电视台评论员白岩松作为中国健康知识传播激励计划项目的健康知识传播宣传员，积极参与健康骨骼大会，助力健康传播。

开拓传播渠道，整合放大声量

通过视频直播、短视频剪辑二次传播、媒体专访、社交媒体传播、微博话题广场打造等方式，进行健康骨骼的整合传播。2022 年，微博上打造的"中国主题"话题＃巩固一生赢战骨折＃话题广场共有 4700 万以上的传播量。

展望未来，我们将持续探索如何更好地贴近我国人群骨质疏松症状况，继续依托国家科普资源库、国家科普专家库的"两库"资源，运用好健康骨骼项目的科普产出，更精准地开展好世界骨质疏松日"中国主题"健康传播，助力打造更长远、可持续的健康骨骼科普生态。

第七节 | 四川大学华西医院：创新医院新媒体创作模式

"科普"二字的含义，是由"科"和"普"共同组成的，一方面要有科学权威的知识，另一方面要有普及的方式方法，才能使科学的知识触达更广泛的受众。当前不少基层医疗单位的健康科普，科学性较为良好，普及性却做得不尽如人意，导致产出的科普作品没有真正地触达到受众。

近年来，四川大学华西医院以新媒体为阵地，积极开展医学科普工作，建模式、建平台、建体系、建品牌，探索出一套具有可复制性的健康科普管理、创作、推广、培训长效机制，为实施健康中国行动、建立健康四川科普重要阵地作出了积极贡献。

医院做好顶层设计，以平台和专家为抓手，科学打造健康科普管理模式

四川大学华西医院党委以党建目标责任制为引领，加强对健康科普的顶层设计。把科室健康科普工作的开展、科室二级新媒体平台的运营纳入党建目标责任制量化考核清单，与年终绩效分配挂钩。将党支部建在三级学科上，各科室均设置宣传委员、信息管理员、新闻通信员，在量化考核和品牌宣传的驱动下，鼓励医务人员主动开展科普工作。

医院宣传部整体打造微信公众号、微博、视频号、知乎、今日头条、抖音、快手、B站八大在线官方平台，平台总粉丝数超过 1000 万；鼓励临床医技科室建立二级自媒体平台，截至 2022 年年底，拥有二级平台 165 个，粉丝总数超过 200 万人，形成了新媒体矩阵合力。医院提

供占地 1.1 万平方米的华西临床技能中心作为对公众开展健康科普工作的场所。医院开放科技园区、科研实验室，面向青少年开展特色、高质量的前沿医学知识科普活动。建设占地 300 平方米、设备齐全的多功能演播厅，用于科普视频录制。充分整合医院优势资源，建成中国科协"全国科普教育基地""科普中国共建基地"和成都市科普基地。

设置科普专职管理岗位，负责医院相关科普项目的日常管理工作、相关科普数据库的建设工作和日常管理工作、协调医院重要科普作品的创作工作，负责医院科普出版物的发行以及科普图文、视频资料的收集、整理工作，整合资源参加各类科普活动和比赛，协助各类科普奖项的申报和转化工作。

建立长效机制激发专家和广大医务人员参与科普专家团队，截至 2022 年年底，专家团队覆盖 55 个部门（科室），总人数超过 500 人，定期开展科普能力培训，医务人员健康科普工作能力得到有效提升。医院从 2018 年起就为参与科普创作的人员按照标准发放稿费；注重激发低年资医务人员和在读医学生参与健康科普创作，青年科普创作及讲解团队超过 300 人。从 2019 年开始，连续举办三届华西健康科普大赛，共有 235 名选手、577 个项目参加了图文类、视频类、表演类、演讲类项目的角逐，为新时代健康科普大赛等赛事输送科普作品共 56 项（图 3-32）。

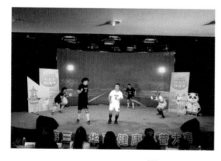
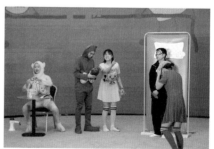

图 3-32　华西健康科普大赛

以科学性与传播性为融合，创新"医学 + 宣传"科普创作模式

传统医学科普多由专家个人进行创作，由于专家单兵作战往往难以产生体系性作品，存在作品内容形式单一、科学性与传播性难以兼顾等情况，造成科普作品传播受限。鉴于此，医院创建了"医学 + 宣传"的科普创作模式，实现医学科学与大众传播有机结合。

一是由宣传团队系统性地组织专家撰写，实现跨专业、跨学科、跨单位资源统筹。科普稿源除了来自本院专家以外，还有来自四川大学相关学院、四川省疾控中心的专家。

二是把握政策导向和公众需求，建立以需求为导向的选题模式。定期召开选题需求分析会，从各类网络谣言的辟谣角度入手，以常见病、多发病、日常健康知识的普及为主，从受众或者周围的亲朋好友曾经碰到的问题中选题。

三是建立医学专家与传播专家共同协作的科普内容创作机制。医学专家撰写科普知识点，传播专家结合大众传播特点进行二次创作。通过发挥传播专家在文案撰写、插画配图、格式编辑、小视频制作等的优势，有效弥补医学专家在内容形式创作中的不足，形成四川方言、辟谣问答、原创插图等一系列深受群众喜爱的特色形式。

四是严格科学性审查，科学设定传播顺序。科普文章均由副高级以上专家审阅，附相关参考学术文献。科学设定科普作品的自媒体平台传播顺序，首先在微信公众号发送图文版，其次在官方微博进行二次推广，再次小视频账号进行第三次推广，最后出版发行科普丛书，形成"四位一体"的健康科普传播链。

五是建立健康科普传播效果评价改进机制。科普作品发布后，创作团队会针对传播阅读量、后台评论进行分析，讨论题目、内容、表情包

对传播的贡献，并针对不同的需求进行相应反馈。例如有医疗同行提出不同意见，提醒数据或描述错误，如果求证后的确有错，会在评论头条置顶修改，并向受众道歉。例如有受众提出希望获取某种科普知识，如果点赞率比较高，就会在近期推出相应的科普文章。这种开放、包容、有问题就回应、有错误就修改的持续改进机制，拉近了传播者与受众的心理距离，受众愿意在华西自媒体平台留言，讲真话、讲心里话，形成良好的互动效应。

在线受众反馈调查显示，21.1 万个调查对象在华西医院健康科普作品影响下修正了其健康行为习惯，占比达 79.39%（表 3-1），有效地改善了公众的健康科普素养，真正实现了健康科普让公众信得过、喜欢看、传得广、用得上。

表 3-1　科普文章对受众健康行为习惯影响的调查结果

调查次数 / 次	参与调查总人数 / 人	阅读科普文章后，健康行为习惯有改变的人数 / 人	占比 /%
81	265 802	211 033	79.39

华西医院新媒体科普创作模式结合了医学专家与传播专家的各自优势，实现了科普作品系统性、科学性、特色性、趣味性有机统一，受到全国医疗科普宣传同行的广泛肯定和推广，在全国卫生系统政务新媒体工作会、国家卫健委科普工作培训班、全国医疗创新传播大会、全国县级医院党的工作与业务融合培训班、四川省卫健委宣传工作培训班、《健康报》卫生健康行业经验交流工作推进会等开展科普传播专题培训 65次，全国医疗卫生系统共 3 万余人从中获益。2019 年以来连续举办三届面向全国医疗宣传同行、科普同行的健康传播论坛暨新媒体培训班，来自全国 142 家医院的宣传工作者参加培训。华西医院探索的新媒体科普创作模式已在 10 余家医疗机构获得推广和应用。

作品普及广泛，形成国内有影响力的健康科普品牌"华西医院辟谣小分队"

医院创建"华西医院辟谣小分队"健康科普品牌，整合各类新媒体推广渠道，实现科普作品由网文在线首发、小视频跟进、实体书籍集结出版、文创产品配合同步展开的健康科普推广体系。

近五年来，以图文形式累计推送科普辟谣微信 440 条，总阅读量 1 亿，其中，10 条阅读量突破百万；科普微博话题 # 华西医院辟谣小分队 #5000 条，总阅读量达 8170 万次。以"华西医院辟谣小分队"为主题，累计在抖音推送科普视频 186 条，总播放量 3546 万；在快手推送科普视频 174 条，总播放量 1.3 亿；在视频号推送科普视频 82 条，总播放量 1480 万。2018 年以来出版《华西医院辟谣小分队医学科普读本》（1～5 册）及《华西医院辟谣小分队健康日历》（2020 年版、2021 年版、2022 年版、2023 年版），全国共销售 23 万册。打造网红科普虚拟形象"皮西西"（图 3-33），并以此为基础衍生出系列医院文创产品，并在全国医院首家推出医院系列文创产品、开办网上文创店和文创实体店，产品远销全国 30 个省、126 个市。

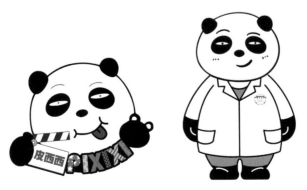

图 3-33 华西医院打造的网红科普虚拟形象"皮皮西"

　　"华西医院辟谣小分队"的健康科普作品在国内产生了较大影响。2016 年以来，原创的健康科普作品被、共青团中央、健康中国、国家医管中心等 100 余家政务新媒体转发。科普丛书获科技部 2020 年度全国优秀科普作品、新时代健康科普作品征集大赛科普图书类优秀奖、"2021 年四川省优秀科普作品"一等奖、中国西部地区优秀科技图书奖一等奖等。微信、微博、短视频等配套科普新媒体平台先后获第二届世界互联网大会最受用户喜爱服务奖等十多项全国性奖励和荣誉。在中国医师协会等多个权威组织发布的科普品牌影响力排行榜上，"华西医院辟谣小分队"科普品牌影响力全国第一。由于表现突出，该团队获得"典赞·2022 科普中国"年度科普人物提名。

　　此外，医院还向专业媒体平台借力。医院与央视一套《生活圈》栏目组长期合作，与四川电视台联合开办长期固定科普栏目《华西论健》，与四川报业集团《封面新闻》开办固定科普栏目《一周医讲·安有话说》，与《有来医生》开展科普小视频拍摄制作，与四川人民广播电视台《好医生在线》栏目开展合作。其中，《华西论健》栏目已经成为目前四川最有影响力的健康服务类电视节目。

　　依托建成的科普基地，华西医院科普团队在健康科普过程中了解公众健康行为状况，探索健康行为干预的路径、方法和准则。主持中国科协"科普中国共建基地"项目、四川省及成都市科普项目共 3 个，相关科普传播成果荣获"2021 年度四川省科技进步奖"科普类二等奖。

　　四川大学华西医院在健康科普模式创新、优质内容生产、健康科普推广与传播等方面取得了一定成绩，未来，四川大学华西医院将继续开拓思路、创新方式，为"健康中国""健康四川"建设贡献富有华西特色的健康科普力量。

第四章

短视频时代：从零到百万粉丝的必由之路

第一节 | 准确定位，规避风险

任何一个大 IP 都不是凭空产生的，都需苦心孤诣地运营才能实现。IP 运营是将散乱的内容进行组合和封装，最终令之成为一个良性生态的过程。

在 IP 的成长过程中，只有不断维持内容热度，不断制造新的话题与关注点，才能不断累积"粉丝"和传播动能，才能构建"最接地气，最符合老百姓需求"的内容生态闭环。

有一种广为流传的说法："视频是移动互联网时代的文本"，揭示了视频越来越成为人们在互联网上进行信息交流与传播的主要方法。短视频健康科普信息内容融合了文字、语音和影像，可以更加直观、立体地进行表达，符合当前新兴媒介环境的发展趋势。

本章主要以抖音短视频为例，探讨健康科普创作者应该如何掌握平台规则，规避风险，了解用户，做好定位。只有明白流量的底层逻辑，才有实操的基础，才能把健康 IP 真正树立起来。

新媒体平台的流量机制和算法逻辑——以抖音为例

短视频的精准匹配

首先要做到标签匹配，找准用户标签和账号标签。也就是说，要很清晰地知道喜欢你账号的是哪些人、你的账号主要创作的是哪类视频，一定要做好用户"画像"和账号定位。

抖音的算法逻辑

抖音的算法是中心化的，会根据用户的喜好推送视频内容，让平台流量更加公平，这套算法是抖音的评判机制。

　　抖音算法推荐机制包括智能分发和叠加推荐。智能分发是指用户新发布的视频平台会根据账号的权重给予一定的初始推荐流量，初始推荐优先分发给附近的人与关注用户的粉丝，然后才是配合用户标签与内容标签进行智能分发。叠加推荐是指当平台将用户的作品分发初始推荐流量，平台会由作品初始推荐流量的多少去判定内容是否有爆款潜质，受大众欢迎的作品会被分发更多的流量。

　　这里的重要反馈指标包括播放量（完播率）、转发量、评论量和点赞量。第一次推荐会根据账号的权重不同会给 200 ~ 500 的流量，如果被推荐的作品以上数据反馈较好，平台就会判定账号发布的内容是受欢迎的，便会进行第二次推荐。第二次推荐会有 1000 ~ 5000 的流量，第二次推荐的反馈较好，平台将进行第三次推荐。第三次推荐就是上万或者几十万的流量，以此类推。

　　要是账号发布内容反馈依然较好，平台就会以"机器算法＋人工审核"的机制，衡量用户的内容可不可以上热门。

如何提高短视频完播率？

　　（1）画面要求：画面不一定特别精致，但一定要贴近创作者的身份。如医务人员拍摄视频时需要尽量穿白大褂或者选择医院的工作场景。

　　人物处境：人物情绪饱满、与视频内容相契合。

　　语气音调：抑扬顿挫、有快慢高低。

　　镜头感：表情到位、大胆"演绎"。

　　人物状态：状态真实到位、松弛。

　　（2）内容要求：健康类短视频首先要保证科学性，其次才是实用性和趣味性。不科学的内容，流量越大危害越大。要吸引用户，内容必须有起承转合。不管是 1 分钟的视频还是几十秒的视频，都最好要有悬念、有否定、有质疑、有"干货"，让受众有继续看下去的欲望。

（3）语速：在拍摄视频时可以适当加快语速，比平常说话的速度要快一些，或者在后期剪辑的时候将速度调成1.3倍速，可以让用户不会因为语速过慢而感到沉闷、无聊，并且依旧听得懂。

（4）音乐音效：如果选择配乐，尽量选择与自己的说话风格和视频内容搭配比较和谐的，要多用平台上热度高的音乐。

（5）前3秒设置：开场白不要拖沓，要直入主题。用户也许只需要3秒，就可以决定要不要继续往下看，如果一开始就是套话或视频节奏过慢，大多数人都会选择放弃。

（6）视频长度：一般情况下，视频越长，完播率越低，但是切记不可为了追求完播率而刻意剪辑只有7秒以下的视频，时间长了会被系统判定视频不完整，账户会被"降权"。

健康类内容审核规则

第一道防线——认证

认证医生/认证医疗机构的医疗科普：可以涉及疾病的诊断、治疗与用药（要求：人镜一致、资质年检、内容专审）。

没有认证为医生/医疗机构用户的健康科普：不可以涉及疾病的诊断、治疗与用药，可以做泛健康科普，包括且不限于营养减肥、健康护肤。

第二道防线——审核

抖音平台机器审核主要是为了判断内容是否明显违规。机器审核不通过一般是碰到了"红线"。

禁止宣称泛健康类商品（如特妆、草药等）有医疗功能；禁止宣称推拿、拔罐刮痧、按摩等养生保健行为有疾病治疗功效；禁止提供联系方式或其他站外引流行为；禁止引流到非医生认证的医疗机构或其他第三方机构；禁止"恶性肿瘤治疗"相关科普，仅允许"预防"与"早筛"相关科普；避免未经严格证实、随意抄袭搬运的医学知识与观点，不建议跨专业科普。避免夸大、绝对的表述，倡导客观真实的科普，符合膳食指南或相关研究的养生建议，客观严谨地描述效果。

抖音人工审核主要是为了判断内容的科学性和严谨性。

对一些机器审核无法判定或有疑问的视频，抖音就会推送给人工审核，人工审核通过后才会成功发布。如果播放量超过一万而没有达到十万，一般是一个人进行审核。如果播放量达到十万，人工审核会由一个人变为三个人。

第三道防线——举报

虽然抖音有严格的视频前置审核制度，但总有不符合平台规则的漏网之鱼，视频发布后会产生不良的影响，这时就需要用户出手了。用户可以进行举报，平台会及时处理，让违规视频下架；违规严重者，会被封号处理；违法者，会被依法处置。

健康 IP 人设定位

做定位的目的是明确专业领域，挖掘差异点，给受众一个记住创作者的点，帮创作者从千万账号中突围。有两个标准是一定要具备的：一是稀缺，二是有特色。算法推荐的逻辑，以及推荐的依据就是标签和特色。如果没了特色，就成为不了爆款，更没有长期稳定的流量保障（图 4-1）。

在"科"和"普"两个方面，不同的健康 IP 有不同的偏重，有的创作者是定位为"科"的权威人士；而有些创作者是定位为"普"的健康知识分享者。要根据自身的实际情况找准定位，不同的 IP 有不同的特色，但只要足够出色，都会有立足之地。

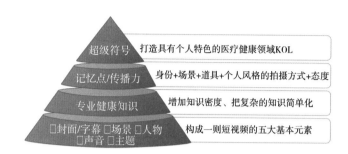

图4-1 打造健康IP"金字塔"

打造IP需经过精密的人设策划，可以从以下5个方面进行设计规划。

（1）技术特长：医疗健康专业知识和临床技术。

（2）兴趣爱好：将日常生活与健康科普相结合，一个个对比、分析、评估，找到内心的热爱和激情。

（3）性格特点：不同性格的人，在活动、语言上的表现也有差异。充分了解自己的性格，对选择内容表达方式会起到非常好的指导作用。比如抖音平台上的"中医黎明"是山西中医院中医科一位非常幽默的主任医师，她用专业的形象，搭配幽默、风趣、接地气的词汇去讲述科普知识，只用了两个星期就突破百万粉丝。

（4）用户需求：首先要明白目标用户是谁。年龄段、性别、区域分布、职业特性、经济状况、性格特点、婚姻状态、病症情况、生活经历等，都需要有一定了解。只有对目标用户的"画像"足够清晰，才能知道为谁提供价值、提供什么价值，才会更好地进行人设设计和内容规划。

还要明白目标用户有哪些需求点。可以从这四个方面来洞察目标用户的需求点（图4-2）：核心用户是谁？用户的生活工作方式是怎么样的？用户需要什么？用户为什么会关注你？

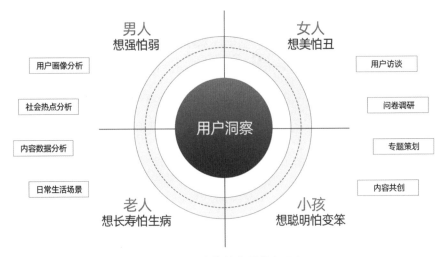

图 4-2　用户的健康需求点观察

例如，北京航天总医院中医师原山是个帅气小伙，借助形象优势和专业特长，确定其 IP 的潜在目标受众为年轻女性群体，并以此探索内容特色，成为广受欢迎的健康养生达人。

作为拥有上百万粉丝的大 V，皮肤科医生刘加勇定位自己是烧烫伤急救科普宣传员，深挖粉丝需求，用大家听得懂的语言，跟老百姓交代清楚问题，他发布的科普内容往往可以触达人心，拥有一大批具有黏性的粉丝群体。

（5）资源优势：创作者需要深思，除专业知识和技能外，还有哪些资源可以用来服务用户。如皮肤科医生对化妆品产品很熟悉，就可以告诉用户如何选择化妆品，如何使用化妆品。

明确以上五个方面，一个健康科普创作者的清晰定位就出来了。刚开始定位不要过度追求精准，只需一个大概轮廓即可，在运营过程中，可以根据粉丝的反馈不断调整和优化。

无论是哪种 IP 定位标签，均是基于赢得用户的信任，这样的人设才是可持续性的。

第二节 | 选对选题，起对标题

选题的两大底层逻辑——冲突和反差

冲突和反差是制造短视频爆款的两大撒手锏。

冲突主要体现在主题的选择和解析的技巧上。有一种说法叫"无冲突不爆款"。短视频区别于传统视频的核心就是其"短"。不到一分钟的时间，创作者不可能将一个故事完整地表述出来，这就需要把观众认为是真是假的"冲突"性信息单独拎出来进行解析，达成"冲突解决即高潮，高潮即结束"的效果，带给观众意犹未尽的感觉。比如健康科普头部账号"南方健康"在内容选题上常常大开脑洞——"打麻将能降低抑郁风险？""腿粗和寿命长短有关吗？"这些听起来刁钻、有趣的问题，解答起来有悬念、有冲突，可以使用户在欢乐的氛围中学到正确的健康知识。

反差主要体现在表现形式上。人物造型和人设定位要有反差，比如抖音博主"木鱼医生"的定位是爱讲幽默段子的三甲医院风湿科主任医师，"用一个木鱼，敲醒你的健康意识"，打破了医生"严肃、有距离感、一本正经"的固有健康IP形象，会形成健康IP居然也"很接地气""特有趣""竟然还可以这样"的心理认知冲突。

由内容的"冲突"和形式的"反差"，构建出了一套健康科普的"矛盾体系"。越是有人格化、有趣的人设形象，越容易与更大范围的用户亲近，得到更多用户的信赖。

搭建选题素材库

有句话是这样说的："好记性不如烂笔头。"在当今这个信息爆炸的时代，平时看过的书、做过的事，不及时记录下来可能过几天就忘记了。因此，创作者需要善于发现、善于记录日常生活及工作见闻，搭建一个素材库，以便拥有在健康 IP 内容创作上写之不尽的素材。

构建知识树体系

磨刀不误砍柴工，按照自己所在的专业领域构建"知识树"体系，可以达到事半功倍的效果。可以利用 X-mind 思维导图、百度脑图、幕布等工具针对细分垂类领域，从预防、诊断、治疗、康复等构建全链条专病专科科普知识体系。这样在需要创作相关话题时，就能脱口而出、得心应手。

爆款对标库

选好题，才会有好内容。创作者一方面是多刷抖音、快手、视频号、小红书等新媒体平台，随手收藏一些"10W+"的爆款视频选题，培养内容敏感性，以后如果一时不知道写什么、说什么，就可以在这些"宝藏"里找到答案。还要学会用巨量算数、百度指数、抖音热点宝、新抖、MedPopData（图 4-3）等数据工具，快速查询用户关心的热点标签及爆款脚本方向。

故事素材库

在日常生活和临床工作中，我们会经历很多难忘的人或者难忘的事，像诊疗病例、医患人文故事、与家人相处的点点滴滴，都可以成为后续创作的好素材。这些亲身经历的故事往往比很多从外部获取的内容要有价值，更有血有肉，更容易打动他人。

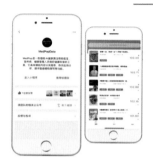

MedPopData

筑牢健康科普基底
AI驱动健康科普数字化改革

图 4-3　MedPopData 数据工具

灵感素材库

灵感往往稍纵即逝，创作者要随时随地记录。看书、看剧、看电影，一下子触达某一点，灵感乍现，要及时记录下来。

起好标题的有效公式

善用 4 种情绪取标题：权威心理、积极心理、从众心理、恐惧心理（表 4-1）。

表 4-1　使用心理学技巧为短视频取标题示例

情绪冲突	标题示例
权威心理	××年从医经验告诉你 世界卫生组织研究表明：×× 协和医院医学专家减重秘方：××
积极心理	只需 × 个 ×，让你快速瘦，女生收藏 做到这两点，让你吃饱瘦 × 斤 减肥少 ×× 就成功了一半！女生收藏

续表

情绪冲突	标题示例
从众心理	医学界公认 ×× 最 ××
	火爆的 ××，90% 亲测有效
	× 万人都在传的 ××
恐惧心理	如何快速瘦 10 斤，错过后悔 × 年
	你还在 ×× 吗？XX 危险就在你身边 / 你家里
	××× 很严重，现在还来得及，看完赶紧改

很多的爆款健康科普内容都在应用一定的心理学技巧，来吸引用户眼球。需要强调的是，这些技巧是建立在靠谱的内容之上的，如果哗众取宠，内容夸张、不靠谱，这些技巧就是无本之木。

健康短视频常用的两类标题

健康领域常用的两类标题见表 4-2。

表 4-2　健康短视频常用的两类标题示例

健康类标题	公式
医疗建议类	症状 + 人群 + 可能疾病的判断 + 后果
	老人有这个症状，初期千万不能大意！
	医生提醒：身体出现这个信号，须马上就医！
	检查项目 + 结果解读
	医生建议，这些中老年必做 X 项检查！
生活建议类	针对某一疾病去展开科普 / 疗养建议
	记住！远离心血管疾病的 8 个动作！
	生活中常见问题 + 医生建议 / 妙招
	要想孩子长得高，应该多吃什么？
	晨起第一杯水，应该怎么喝？

第三节 | 短视频涨粉的文案技巧

一个健康 IP 的成功，离不开信任感与价值感的叠加。健康 IP 创作者要选择有效"问诊"思维，关注用户的真实需求和情绪反馈，不断赢得用户的认同、依赖、追随，给用户创造长周期的价值。

信任感——权威保障

健康科普有较高的专业门槛，健康 IP 的打造需要专业支撑点，这也是 IP 的传播点。

我们可以参考麦肯锡提出的信任公式：信任 = 可靠性 × 资质能力 × 亲近程度 ÷ 自私度。

"可靠性"指的是内容要言之有据，引证要有来源，引用权威文献、科学研究结论来确保信息的准确性；"资质能力"是指健康行业从业资质和职称等；"亲近程度"是指用更亲近的方式表达，而不是高高在上、不接地气；"自私度"其实就是衡量利己还是利他，只有以用户为中心，用户才会愿意追随你、信任你，这是关于信任的底层逻辑。

价值感——利他思维

越简单、越直接，用户越容易学到，价值感就越强。

举个负面例子，很多家族微信群中时常散播一些养生谣言，走的就是简单、可操作的传播路线，号称"只要几个简单动作，就能治病"，很多人不明真相，觉得分享出去门槛很低，就都"乐此不疲"地转发。

如果健康 IP 创作者传递的知识和技能晦涩难懂、很难操作，对于用户来讲，他的第一反应可能是"好难"。你跟他"苦口婆心"地说再多话，但他就是学不来、不想学。

人都是情绪化的动物，情绪价值很重要，感觉上来了，一切都好说；感觉没上来，你说再多都没用。正如美国前总统小布什所言，"一个人能带动情绪，就能带动一切"。

创作者一定要有产品思维。你交付给用户一个视频，一定不单单是一个视频，而是一个产品，这个产品解决的是价值主张的问题。用户拿到这个产品以后，产品一定是可以使用的、实实在在的东西，这就是产品思维。只有具备这个思维，产品才具备了价值。知识传递本质上是一个价值传递的过程，这个价值传递有一个链条，只有每个环节都打通，才能创造出爆款。

比如，现在每个人都很关注健康，都希望拥有健康的身体，平时体检也都提上了日程。但是老百姓体检怕查漏了，还怕多花钱，怎么办？那么，医生可以拍个视频告诉你该查什么，拿过来列清单就够了，不需要纠结，这就是产品思维的简单小案例。

当用户拿到这个视频以后觉得真的有用，能帮到他，他就会转发出去。很多用户他觉得内容很好，但是可能没有点赞转发关注的习惯怎么办？可以提醒用户："很多人不知道，发给他们看看，关注我，一起走向健康生活。"给用户获得感和价值感，健康短视频创作者的粉丝可能就会更多一些、用户黏性也更强一些。

爆款科普内容的六大要素

前 3 秒吸睛——影响完播率的首要因素

影响完播率的"前 3 秒吸睛"方式见表 4-3。

表 4-3　影响完播率"前 3 秒吸睛"方式

类型	优化前 3 秒方式
新闻 PPT 式开场	为常规口播的前 3 ~ 5 秒设计一个新闻热点开场
亮点前置	将视频中最精彩、最吸睛的片段放到整个视频的最前面
机读标题开场	机读开场，需要着重打造标题，抓痛点、爽点留人
小剧情开场	常规科普之前，可以通过剧情演绎代入问题或者场景
症状展示	视频开头展示显著症状，可以抓人眼球
后期制作	通过后期特效等方式，配合开头画面加强冲击力

行文简练——决定视频的信息密度，影响完播率

语言力求简练，减少非必要的赘述，提高信息密度，更利于传播。

主题明确——完播率和点赞率

主题不要模棱两可，内容必须紧扣主题，减少无关信息或内容。

激发情绪——影响视频的互动、评论率

创作者不要单纯地表达自我，而是要激发用户的情绪（表 4-4），否则就只是感动自己。

表 4-4　需要"高唤醒"和"低唤醒"的用户情绪

情绪类型	高唤醒	低唤醒
积极情绪	惊奇、兴奋、快乐、希望、敬畏	满足、放松、平静
消极情绪	愤怒、焦虑、警觉、担忧	悲伤、失望、厌倦

方法实用——点赞率和收藏率

如果解决办法不具体，没有可落地的建议，不可实操，用户获得感就不强。

知识壁垒——点赞率和转发率

创作者讲授的内容最好不要是人尽皆知的，毕竟信息差越小，信息价值就越低。

爆款短视频脚本

爆款短视频脚本示例见表 4-5。

表 4-5　爆款短视频脚本示例

类型	表达方式	提示
热点新闻类	1. 新闻贴图 / 临床实事（PPT 式新闻开场） 2. 简单评述 / 解释（分析热点） 3. 关联解决方案（结合热点，引导疾病 / 用药 / 手术 / 食品）	1. 开场画面要有冲击力，体现细节或者演示动画，能够抓人眼球 2. 标题语句简短，字体大，颜色明显，概括新闻核心要点，突出受众最在意的亮点 3. 用震撼的背景音乐能够调动情绪，衬托信息的重要性 4. 口播内容不限场景，但要注意节奏和表现力，不能拖沓，中间可穿插一些动画素材
知识密集类	1. 明确主题内容的标题 2. 罗列多个具体知识点 3. 结尾引导语（引导关注、转发、评论、点赞）	1. 视频标题主题鲜明，一目了然 2. 知识点的选择需要抓住受众的关注点，排序上将吸引力或者争议性强的放在前面 3. 回答如果太简短，可以在视频中以文字等形式进行补充 4. 口播内容不限场景（手术室 / 门诊 / 办公室等），但要注意节奏和表现力，不能拖沓

续表

类型	表达方式	提示
图文PPT类	1. 具有冲击力的图片或者动画 2. 具有警示性或结果性的文案	1. 视频时长必须简短，6～7秒为宜 2. 两三张图片或者一小段动画演示，尽量不要是静止的画面，选取素材一定要抓人眼球 3. 标题非常重要，要突出危害性或者效果等，简短明了 4. 选择引人重视的背景音乐
负面新闻类	1. 新闻形式（负面新闻开场） 2. 真实患者案例分享	1. 开场画面要抓人眼球，一小段视频或者两张相关的图片即可 2. 标题字体要大，颜色明显，概括新闻核心要点，突出事件的严重性，足以引起警示 3. 用悬疑或负面新闻常用的背景音乐能够调动情绪，衬托事件的危害性
临床展示类	1. 临床实录画面（手术室为主，大众不容易看到的内容） 2. 配上文字或语音讲解补充说明	1. 视频时长不宜过长，部分内容采用片段即可 2. 选择的内容一定要大众不容易看到的，满足粉丝一定的猎奇或者新鲜感，比如麻醉的过程、消毒的过程、腹腔镜的内脏脂肪等 3. 用标题或者字幕补充说明，或植入槽点，字数不宜过多，避免遮挡画面 4. 可视实际情况不加背景音乐，或者更换背景声音以达到更好的效果
动画开场类	1. 疾病相关动画开场 2. 干货知识分享 3. 具体素材指导或演示	1. 开场使用动画吸引目标人群，如呈现健康改善后的正向效果 2. 开场标题突出积极心理，让受众有明确的预期 3. 分享内容干货，简单明了，不要拖沓 4. 穿插一些视频或图片素材，能够具体提供解决方法

脚本模板示例见表 4-6。

表 4-6　脚本模板示例

序号	场景/背景	画面（画幅/机位/服化道/体态/表情等）	标题/台词	后期（封面/图片/音效/BGM）
一	—	—	标题：急性脑梗死怎么进行自救？	机读/封面图片
1	门诊室	着白大褂；口播	得了脑梗死，如何做才能得到最好的救治，这个问题其实很简单，就记住一个字：快。	紧张的 BGM+ 字体特效
2	门诊室	着白大褂；口播 + 素材混剪	目前主要是两种方法，一种是用特殊药物进行溶栓治疗，另一种是通过血管介入手术的方法把血栓拉出来，也就是所谓的取栓治疗，但是都必须在一定时间内进行。溶栓最晚要在发病的 4～5 小时之内进行，取栓最好在 6 小时之内进行，最迟也不应该超过 24 小时，并且越早越好，每晚一分钟就有数以万计的神经细胞死亡。	动画素材特效演示
3	门诊室	着白大褂；实际演示动作	急救的过程是这样的。首先要快速识别脑梗死，专业上有一个"120 原则"，"1"是指一看，患者对着镜子呲牙看自己的嘴巴是不是歪了，如果嘴巴歪了，说明有问题。"2"是指平举双臂，看看患者能不能坚持 10 秒，如果不能，特别是一侧的胳膊不能够坚持 10 秒，说明有问题。"0"是指聆听患者说句话，比如"我爱我的祖国"，如果说不清，甚至说不出来，说明有问题。有上述情况需要迅速拨打急救电话。（医生演示）	"120 原则"字体特效
4	门诊室	着白大褂；口播	需要说明的是，三个症状不一定都得有，即便是出现其中一种，就完全有必要去趟医院了。这三条适用于的是相对症状轻微的脑梗死。如果症状更重，需要立刻拨打急救电话。	音效强调

第四节 | 拍摄技术和镜头语言

我们写文章时常常会运用比喻、拟人等修辞手法为文章润色，吸引读者阅读；创作视频时，我们也可以通过镜头语言——景别和运镜，作为视频的修辞手法，突出主体、渲染情绪，让画面更有张力。

不同景别的适用场景

根据镜头与拍摄主体的距离远近，景别可大致分为以下5种。

（1）远景：深远的镜头景观，人物在画面中只占很小的位置。广义上的远景基于景距的不同，又分为大远景、远景、小远景3个层次。

（2）全景：摄取人物全身或较小场景全貌的影视画面，相当于话剧、歌舞剧场"舞台框"内的景观。在全景中可以看清人物动作及所处环境。

（3）中景：拍摄时取人物小腿以上部分的镜头，或用来拍摄与此相当的场景镜头，是表演类场面中常用的景别。

（4）近景：拍摄时取人物胸部以上的影视画面，有时也用于表现景物的某一局部。

（5）特写：摄像机在很近距离内拍摄对象。通常以人体肩部以上的头像为取景参照，旨在强调人体的某个局部，或相应的物件细节、景物细节等。

不同景别的适用场景见表4-7。

表 4-7　不同景别的适用场景

景别	镜头	表现 / 展示的内容	应用场景
远景	环境 / 宽广的画面	体现震撼的场景	风景 / 交代人物环境
全景	人物全部出现在画面里	交代环境和人物的关系	建筑外貌 / 人物入场 / 剧情逆转情景段落的开头和结尾
中景	画面卡在膝盖以上	用肢体语言表达情绪 / 用场景表现变化	对话 / 内心戏用在时间和位置变化时
近景	人物第二颗扣子以上	用表情表达情绪	强调人物表情时
特写	局部 / 某一部分	用动作突出特点 / 展示心理活动丰满情绪	细节展示 / 非表情传递情绪时

通过表 4-7 可以看到，根据不同的展示需求和应用场景，可以使用不同的镜头来进行拍摄，健康内容创作者平时录制口播时常用的是近景和中景，远景拍摄较少用于个人 IP，使用频率较少。

不同运镜的适用场景

拍摄的基本方式可以分为推、拉、移、摇、跟、升、降等，是画面受边缘框架的局限时，扩展画面视野的一种方法，可以称为"运动摄像"或"运镜"。

（1）推：推拍、推镜头，指被摄体不动，由拍摄机器做向前的运动拍摄，取景范围由大变小，分为快推、慢推、猛推等。

（2）拉：指被摄体不动，由拍摄机器做向后的运动拍摄，取景范围由小变大，分为慢拉、快拉、猛拉等。

（3）移：又称移动拍摄。从广义上说，运动拍摄的各种方式都为移动拍摄。但从通常意义上说，移动拍摄专指把摄像机安放在运载工具（如轨道或摇臂）上，然后沿水平面在移动中拍摄对象。

（4）摇：摄像机位置不动，机身依托于三脚架上的底盘做上、下、左、右、旋转等运动，使观众如同站在原地环顾、打量周围的人或事物。

（5）跟：指跟踪拍摄，包含跟移、跟摇、跟推、跟拉、跟升、跟降等方式。

（6）升：升是镜头做上升运动，同时拍摄对象。

（7）降：降与升镜头相反，即镜头做下降运动，同时拍摄对象。

（8）环绕：俗称"刷锅"，是用稳定器拍摄人物的常用的运镜技巧。摄影师以被拍摄主体为中心环绕点，围绕拍摄主体进行环绕运镜拍摄。环绕运镜可以分为圆形环绕、椭圆环绕、半环绕等多种环绕方式，搭配不同运镜可以传达不一样的情绪与气氛。

（9）蚂蚁视角：机位处于一个较低的位置或角度，主要拍摄主体的下半部分，一般是移动的主体，比如跑步中的人、滚动的车轮；蚂蚁视角也可以结合仰拍，低角度拍摄一般越低越好，更能充实画面。

不同运镜的适用场景见表4–8。

表4–8　不同运镜的适用场景

运镜	镜头	表现/展示的内容	应用场景
推/拉	远–近/近–远	突出主体、视觉聚焦/交代场景、有壮观感	镜头开头/结尾
移	同景别	场景中人物之间的空间关系	空间转移的衔接画面
摇	全景	交代全景/展现全貌	用于建筑/大场景时
跟	同景别	交代主体的运动方向、状态与环境的关系	记录过程/第一人称既视感
升/降	全景别	传达出拍摄画面的高度	展现主体全貌时
环绕	同景别	突出主体/渲染情绪/画面更有张力	巡视物品/人/环境
蚂蚁	特写	呈现强烈的空间感	低角度拍摄时

健康类视频拍摄实操

设备准备

拍摄设备：健康科普类视频以人物口播为主，只要像素较高的手机就能支持拍摄，不需要过于专业的设备。如果需要调节高度，可以配置手机支架或者三脚架。如果有更高的要求，可以使用单反相机、摄像机等专业设备。

灯光设备：光线充足的场景即可满足正常的拍摄需求。如果光线过暗，可借助补光灯。拍摄时要注意避免面部背光、眼镜反光等问题。

录音设备：用手机录制时，可以使用自带的有线耳机或蓝牙进行收音。为了声音质量更好，也可以配备"小蜜蜂"或者无线蓝牙收音装置。

场地和人物

对于场地的要求，保证环境安静即可，在办公室、诊室、病房、手术室、居家等都可以（表 4-9）。出镜的创作者一定要在精神状态良好的时候进行拍摄。

表 4-9　不同短视频拍摄场地的准备工作示例

场景	办公室	手术室	家里	路上
环境	锦旗等	整洁背景	纯色背景、书架（摆放奖项）	整洁背景
道具	病历、听诊器	手术器械	手持的道具	手持的道具
画幅	坐着	半身	全身	走动
语言	普通话 / 方言 + 固定开头结束语			

建议穿着白大褂、正装或者便装，体现创作者的专业性。要避免穿着密集条纹图案的服装。提前熟悉拍摄内容，避免较为僵硬地念稿。

健康类视频剪辑实操

视频封面

健康科普类视频的封面，建议还是设计统一风格，首帧设置为视频主题；可以利用合集功能，按照类别进行分类，让用户更容易找到相应的内容。

字幕

给视频配上字幕，有助于用户理解。字幕一行最多 10 个字为宜，最多添加 2 行，方便适配不同手机机型的展示效果。

给视频加字幕有很多工具，剪映、快影等 App 都有根据声音加字幕的功能，例如抖音、快手的后台系统本身也有自动识别语言文字和添加字幕的功能。这些都能帮助创作者减少敲字幕的时间成本。

配图和 BGM

对有些病症在进行科普时，仅用语言表述可能并不能让人们很好地理解，加上配图解说就直白多了。

另外，一段好的背景音乐也能成为视频整体的加分项。但要注意音乐和图片的版权问题，要避免使用没有版权的网络图片，避免使用暴露敏感部位的图片。这些都是要格外注意的事情。

第五节 | 常见的账号分析策略

做短视频内容，上手容易做好难。做大健康 IP，要善于拆解分析自己账号——找对标，找出差异化，确定优势点。

什么是对标账号？

健康内容创作者的账号身处于同一领域，受众群体相似，能够在 IP 定位、内容产出、选题策划、表现形式等方面为创作者提供可借鉴的账号。

为什么要找对标账号？

分析创作者的账号和对标账号的异同，取长补短，帮助创作者找到适合自己账号的传播形式和内容方向，了解时下比较热点的选题和爆款素材。

怎么找对标账号？

提取关键词，在抖音上直接进行搜索，找到对标账号并拆解分析。

账号装修

对标账号的头像、背景图、标语、认证、签名、内容、封面等方面。

固定模式

包括前 3 秒内容、发布时间、发布频次、视频时长、选题方向等。

数据指标

借助第三方数据工具，如新抖、新视、蝉妈妈、抖查查等对完播率（完整播放整个视频除以观看视频的总人数）、点赞量、评论量、转发量进行智能化分析。

用户画像

通过粉丝画像来调整内容的选题，贴合目标用户需求的内容才能更精准地"涨粉"。

性别比

要注重分析细分领域内容的性别比特征。

年龄组

不同的内容选题及 IP 人设会吸引不同年龄段的粉丝。

地域分布

北京、上海、广州、深圳等一线城市的用户与三、四线城市的用户相比，对短视频内容的关注点会有差异，健康 IP 从内容创作的起始阶段就要考虑这一点。

兴趣标签

不同的 IP，其用户有不同的兴趣标签，只有了解这一点，才能以用户为导向进行创作。

爆款分析

爆款的特征都是可复制的，通过分析对标账号的爆款（选题策划、拍摄方式等），健康内容创作者可以优化选题。

变现模式

虽然医疗健康 IP 商业化限制较多，但它背后链接的是大健康产业，蕴藏着很大的潜力。健康科普内容带来的优质流量，产生了丰富的商业形态，大体上讲，有以下 4 类：

第一类是"问诊咨询"。现在不少社交媒体平台已经开发和布局问诊咨询的服务组件，通过健康科普获取流量，再引导用户使用服务组件与健康专业人员互动咨询，对流量进行承接和转化。

第二类是"知识付费"。健康创作者可以围绕用户需求，开发制作系列课程专栏，并通过平台获取流量，形成完整商业闭环。

第三类是"健康好物"。与人们衣食住行相关的产品都可以融入健康元素，健康内容创作者可以通过"短视频 + 直播"进行推广，以帮助大众更好地理解大健康产品。

第四类是"品牌活动"。大健康数字化营销是当今不可逆转的趋势，通过健康知识科普，可以实现线上线下、大屏小屏的联动，提供行之有效的整合营销解决方案。

第五章

IP 带来的价值

第一节 | 健康 IP 的信赖"营销"

互联网从单向信息传递开始，到如今已经发展成为社交分享为主流的模式，不管是国外的 Twitter、Facebook、Instagram，还是国内的微信、微博等，毫无例外都具备分享功能。而健康 IP 打造，必须充分享用互联网的分享经济红利，才有利于影响力的快速提升。

随着媒介化进程在各个行业迅速推进，短视频和直播通过改变媒介形态和传播生态，进而改变了传统的产业业态，并带来各个领域产业链条的改变。

抖音、微博等社交媒体上的网红形象开始被人们熟知，这是随着互联网时代发展必然会出现的阶段。IP 化代表着一种靠谱的信赖感。用户侧的信任感是非常难建立的，所以打造 IP（尤其是个人 IP），最重要的一点是通过彰显自己的价值赢得用户信任，把"人设"固化下来。

在当前流行的视频和直播业态中，我们看到博主利用各种内容形式吸引用户眼球，它的本质也是在"营销"信任，其绝大部分有一个共性：你分享的时候，你认为这样的内容对其他人有价值！

在这个基础上，放眼整个现有产业，成熟的生态往往具有"三好"特征：一是"好流量"，二是"好产品"，三是"好服务"。

未来的产业在这"三好"的基础上可能还需再加一"好"，即"好IP"。"好 IP""好流量""好产品""好服务"，"四好"构成了整个 IP 新产业生态。通过 IP 建立彼此之间的信赖提升，建立公开通畅的沟通环境，倒逼供给侧的产品品质升级，同时提高需求侧的体验满意度，这是个良性循环。

健康 IP 有其自身的特殊性，需要从全生命周期来确立健康 IP 的价值（图 5-1）。我们将一个人的生命状态大致分为 4 种状态：健康、亚健康、急病、慢病。这 4 种状态构成了个人的生命健康指数。健康和亚健康状态下，人更专注的是"心身疾病"，此时需要先解决心理问题，再辅助解决身体问题，这个过程中 IP 的价值在于拉近彼此之间的距离，通过建立信赖以缓解压力、焦虑等心理问题，通过医生、营养师的"饮食处方"、健身教练的"运动处方"、心理咨询师的"心理处方"等，帮助用户管理好健康。

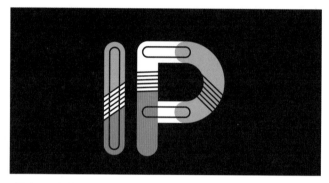

图 5-1　健康 IP 有其自身的特殊性，需要从全生命周期来确立健康 IP 的价值

现在，健康管理的方式越来越多地转移到线上，因为多数人都是患病后才会到线下场所看病；而若想进行一般的健康咨询等，线上方式更加便捷。线上的新媒体平台是健康专业人员 IP 的用武之地，这是打通"预防为主"的健康管理路径的关键所在。

建立信任是 IP 的核心要义。今后，健康 IP 必然走向品牌化、长期主义的 IP 运营路线，去抢占"人心红利"，其要求就是以用户为中心构建信任链，以系统运营为引擎布局前后端系统，不断提升对用户价值的创造和输出能力。

全方位打造健康 IP，是一个由点到面、由浅入深、由表及里、由乱到治、由形式到本质的过程，既需要精准定位，也需要学习掌握驱动流量的方式方法，加速"涨粉"和建立信任进程，更需要坚持以人为本的价值观，通过品牌化的运营为粉丝创造价值，从而赢得口碑。

第二节 | 从个人魅力到集体信誉：
IP 的力量

再小的个体也可以拥有自己的品牌。这是自媒体时代个人品牌建设的宣言，也是趋势。每个行业都在拥抱这个趋势，医疗健康行业也不例外。

在"互联网＋健康"的模式下，越来越多的健康从业者及医疗卫生机构开始注重品牌 IP 的打造，以提升个人和机构的品牌影响力。

健康科普，打造个人 IP 的独特名片

健康专业人员作为行业第一资源，也是健康科普的主力军，一个好的 IP 是新媒体上健康专业人员最好的名片。IP 的建立并不会因为某个人是某个知名机构的专业人员就可以不费吹灰之力就拥有，即使拥有大医院的光环也不一定可以有效地转化为线上流量，自带流量的健康专业人员数量很少，健康 IP 的打造大多需要从零开始。

不过，知名机构特别是大医院的健康内容创作者打造个人 IP，有着很多同行望尘莫及的优势，患者更容易信赖大医院"正规军"，平台也对大医院的人员更放心、扶持力度更大。

随着社交媒体的迅猛发展，社交媒体都在医疗健康战线开疆拓土，不断为有影响力的医疗卫生机构的专业人员打造个人 IP 开辟新平台、提供新机遇，这对于体制内的健康专业人员来说，往往能够达到事半功倍的效果。

打造个人 IP，对内可以增加自己在科室的话语权、增强竞争力；对外可以为医院形象和品牌建设添砖加瓦。

当然，一个成功的大健康 IP 如果做到广受用户追捧，也能够增加

更多"阳光"收入。

健康传播新气象，塑造集体 IP 的品牌价值

近年来，医疗卫生机构的扩容导致一些科室业务饱和量不足，通过科室及医院品牌建设提升诊疗业务规模成为大势所趋。

大量的经验和事实证明，医疗卫生机构及科室品牌建设恰逢其时。以医务人员个人和机构健康 IP 搭建为核心，通过服务能力的延伸多层次传播，尤其是品牌医生的拉动，增强科室服务能力，让患者得到更多健康获得感，以此实现良性循环，可以逐渐扩散和沉淀品牌价值。

"每天一定要看深小卫的文章，如果某一天没看，必定浑身难受，寝食难安。"这是深圳市卫生健康委微信公众号下的留言。类似的留言还有很多。从 2018 年《戏精女护士》短视频出圈，收获 5000 万流量，到 2021 创作的《谢谢你，中国医生！》视频，全网点击量突破 1 亿，经过几年时间，深圳市卫生健康委微信公众号走红全国，成为深圳亮丽的健康名片。

系统地打造健康 IP，医疗卫生机构的品牌也更加熠熠生辉，帮助营造"尊医重卫"的良好氛围，合力构建和谐的医患关系。

这个过程中，需要借鉴大众传播中的新玩法，大胆探索更多百姓喜闻乐见的宣传手段，打造卫生健康传播和政务宣传的"IP 样板"。

从个人 IP 打造到集体品牌建设，唯有始终以为患者为中心，通过增强临床和科研实力，在此基础上插上品牌营销的翅膀，大健康 IP 方能百花齐放，迎来崭新气象。

第三节 | 基于 IP 化运营的产媒融合

随着互联网技术迭代，产媒融合实践持续深入推进，基于 IP 化运营的产媒融合，成为健康行业可持续发展的重要突破口、增长点。

产媒融合两大类型

媒体组织的产媒融合

传统媒体有长达多年的观众基础，本身就是一个 IP，加上用户年龄整体偏大，健康养生需求旺盛，非常适合做健康养生类的产媒融合。

北京卫视《养生堂》栏目以"医疗专家 + 热点科普 + 广告"的形式播出，通过"互联网 +"广泛触达线上观众，线下则以专家讲座形式在社区普及，引领品牌资源与媒介资源深度融合，成为传统媒体创新品牌营销的一个经典模式。

个人自媒体产媒融合

短视频时代的到来，运营个人自媒体就是打造 IP 的过程，也预示着个人自媒体产媒融合的更多可能性。

大健康 IP 产媒融合的发展趋势

大健康 IP 产媒融合的新发展趋势是营销方式的演变，需要刺激兴趣消费。互联网 1.0 时代市场特别推崇"品牌力"，2.0 时代强调"品效合一"，3.0 时代转变为"品效销"三者的组合。

根据马斯洛需求层次理论，人的需求由低到高分为 5 种：生理需求、安全需求、社交需求、尊重需求和自我实现需求。

　　随着我国经济社会发展，人们的生活水平得到很大提升，除了生理需求，无论是稍高层级的安全需求、社交需求、尊重需求，还是自我实现的最高层次需求，背后都有一条潜在的、逐渐清晰的逻辑——兴趣消费。

　　抖音在 2021 年就开始提出"兴趣电商"的概念，强调通过健康知识内容引导用户健康消费，内容涵盖健康的方方面面。

　　在业内看来，兴趣驱动的电商一直是一种被低估的生产力。有数据显示，人们每天会用 50% 的闲暇时间通过不同的媒介浏览自己喜欢的内容。兴趣电商最核心的点在于，对"交易场"进行了重构——从原来"人找货"的形式变成了"货找人"。在医院，一般只有 7 ~ 14 天的住院期，但在医院外，家庭、工作、出行甚至娱乐，都可能成为健康消费的场景，而且是时刻存在的。而短视频平台等社交媒体"交易场"提供了健康科普内容去匹配健康需求和兴趣的适宜场所，激发用户对健康产品的消费，这是对"场"的重塑带来的转变。

　　兴趣电商改变了原来传统电商货物陈列的形式，通过短视频 / 直播形式，可以更加立体和聚焦地帮助人们满足健康需求，包含防病养生、健身等，这可以说是对优质的健康产品进行内容化赋能，在获取用户信赖感的同时激发消费。

　　通过健康"KOL+KOC"（媒体传播 + 渠道传播），激活每一个传播节点，更多地让用户发现自身潜在的健康需求，激发用户追求更健康生活方式的整个链路，从而实现全人群、全生命周期用户需求价值的不断提升，包含亚健康人群、潜在患者、患者等，年龄层也从中老年到年轻人群，呈现健康消费年轻化趋势。

　　一方面，伴随着国民健康意识的不断加强，健康消费需求正在加速升级，健康品牌和兴趣电商的相互作用将会提升整个行业的天花板；另一方面，可能更加偏向于"场内融合"。传统媒体有着精良的内容生产和资源汲取能力，但阅读量、收视率却因新媒体兴起而随之下降。而新媒体恰好因其丰富的传播形式加之便利的互动性特征获取了更大的流量加持，因此传统媒体在尝试新媒体化，探索产业化新途径；而崛起于新媒体时代的个人 IP"网红"也在尝试进入产业化赛道，这最后会形成一个完整的产媒融合新业态，即新媒体方面具有"好 IP"和"好流量"，产业方面具有"好产品"和"好服务"。这个"四好"理念在实践过程中，其实就是好 IP 带动好流量，推广好产品，提供好服务。

无论是从日益凸显的人口老龄化角度、后疫情时代日益增长的健康需求，还是数字新媒体产业（TMT）平台的技术迭代，都在催生大健康产媒融合蓝海的可能性。但是大健康赛道非常容易被"过度营销"而产生消极影响，这是需要特别注意的。

未来，我国在健全、完善医疗健康产业的同时，还可以借助打造健康好 IP，传播公共健康信息和技能，鼓励老百姓形成健康的生活方式，推动"健康中国"政策的更快、更好落实。而随着信息技术的发展，健康产业和互联网技术相结合将形成新的健康模式，创新的空间十分广阔。一个崭新的产媒融合事业蓝图正在等待大健康 IP 的创业者们去描绘：坚守正道，维护好赛道的良性生态，融合健康科普之力，促进健康产业升级，用态度做健康！